Hans Virchow

Über Bau und Nervatur der Blattzähne und Blattspitzen

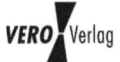

VERO Verlag

Hans Virchow

Über Bau und Nervatur der Blattzähne und Blattspitzen

ISBN/EAN: 9783737200448

Auflage: 1

Erscheinungsjahr: 2014

Erscheinungsort: Norderstedt, Deutschland

Hergestellt in Europa, USA, Kanada, Australien, Japan
Vero Verlag in Hansebooks GmbH

Cover: Foto ©Birgit Meyke / pixelio.de

Ueber Bau und Nervatur

der

Blattzähne und Blattspitzen

mit Rücksicht

auf diagnostische Zwecke im Gebiete der Pharmakognosie.

Inaugural-Dissertation

zur

Erlangung der Doktorwürde

vorgelegt der

hohen philosophischen Fakultät

der

UNIVERSITÄT BERN

von

Hans Virchow

Apotheker aus Samotschin.

Auf Antrag des Herrn PROF. D<u>R</u> TSCHIRCH von der Fakultät genehmigt und mit dem Imprimatur versehen.

Der Dekan der philosophischen Fakultät
Prof. Dr. Ph. Woker.

Bern, den 2. August 1895.

Einleitung.

Der vorliegenden Arbeit liegt die Absicht zu Grunde, die Form-
und Strukturverhältnisse der Blattzähne, insbesondere den Verlauf
der Nerven in ihnen im Zusammenhange mit dem anatomischen Bau
des Blattrandes mit Rücksicht auf praktische Fragen näher kennen
zu lernen. Sehr oft wird es selbst dem geübten Mikroskopiker
zur Unmöglichkeit, bei den im allgemeinen sehr gleichmäfsig ge-
bauten Blättern ein sicheres Urteil über die Herkunft und die Natur
eines Blattes zu fällen. Hier giebt uns der Verlauf der
Nerven in den Zähnen und der anatomische Bau
des Blattrandes, welche beiden Momente zuerst von
Tschirch (in seinem mit Dr. Oesterle gemeinsam herausge-
gebenen anatomischen Atlas) einer eingehenderen Betrachtung ge-
würdigt worden sind, noch in allen den Fällen, wo andere Anhaltspunkte nicht genügenden Aufschlufs geben, ein gutes Mittel an die
Hand, das für diagnostische Zwecke von nicht zu unterschätzender
Bedeutung ist und mit Hilfe dessen man zu besseren Resultaten ge-
langt, als dies durch blofse Feststellung des inneren Baues möglich
ist, namentlich, wenn man gleichzeitig den Bau even-
tueller Haarorgane, den Bau der Epidermen und
der Nervenbündel, der Wasserspalten, der Spaltöffnungen und der Cuticula berücksichtigt. —
Tschirch hat in dem genannten Werke gezeigt (Lieferung 1
S. 9—12 Tafel 3), dafs man nicht nur sämtliche Theeverfälschungen
an dem Bau und der Nervatur der Blattzähne der als Verfälschungs-
mittel benutzten Blätter erkennen kann, sondern auch im Stande ist

4

Anhaltspunkte für die Verwandtschaftskreise nahe verwandter Arten oder Kulturvarietäten im Bau der Blattzähne zu gewinnen (z. B. bei Mentha).

Daher schien es eine lohnende und dankbare Aufgabe zu sein, diese bereits festgestellten Thatsachen und Lehrsätze durch neue Belege an einem umfangreicheren Materiale zu prüfen, sie ins Einzelne zu verfolgen, kurz die Giltigkeit des Grundproblems an neuen bemerkenswerten Beispielen zu prüfen und damit der anatomisch-pharmakognostischen Litteratur neue Beiträge zu liefern.

Ich habe diese Untersuchungen auf Anregung und unter Leitung von Herrn Professor Dr. T s c h i r c h im pharmazeutischen Institut der Universität Bern durchgeführt. Einen grossen Teil des Materials verdanke ich auch dem Direktor des botanischen Gartens in Bern, Herrn Professor L. F i s c h e r.

Hauptsächlich haben offizinelle Blätter, die mit Blättern verwandter Arten oder mit Blättern aus fremden Gattungen in Folge gleichartigen oder ähnlichen Aussehens verfälscht oder verwechselt werden können, genauere Berücksichtigung gefunden. Das reichhaltige Material zu dieser Arbeit wurde mir aus der Sammlung des botanischen und pharmazeutischen Instituts der Universität Bern, sowie aus dem Tschirch'schen Herbarium bereitwilligst zur Verfügung gestellt.

Da ich es oft mit älteren, sehr stark getärbten Blättern zu thun hatte, so wurden dieselben mit Schultze'schem Macerationsgemisch behandelt, nachher in Alkohol eingelegt und mit Chlorallösung (5 : 2) erwärmt. Bei dieser Behandlung wurden die Blätter durchsichtig wie Glas und ihre Nervatur tritt schon ohne weitere Präparation auf's deutlichste hervor.

Zuweilen waren die Nerven in den Blattzähnen so schwach entwickelt, dafs es Schwierigkeiten bereitete, ihre Nervatur zu verfolgen. Angestellte Versuche die Nerven mit Phloroglucin und Salzsäure zu färben erzielten keine guten Resultate.

Im andern Falle liefs die starke Behaarung auf der Blattfläche nur schwach den Nervenverlauf in den Blattzähnen erkennen. Um ihn beobachten zu können, bedurfte es zur Entfernung der Haare eines mechanischen Eingriffes. Erfolg erzielt man hier indem man durch Abziehen der Epidermis die Filzhaare entfernt.

Dies geschah in der Weise, dafs ich die mit Schultze'schem Macerationsgemisch behandelten Blätter längere Zeit in Wasser liegen liefs und dann sehr vorsichtig mit Hilfe einer Pinzette die Epidermis abzuziehen versuchte. Bei der Gattung Verbascum liefsen sich die Haare auf einfachere Weise entfernen, indem man die Blätter etwa dreifsig Minuten mit Wasser kochte und mit Hilfe eines Scalpells die Haare vorsichtig vom Rande und von der Fläche entfernte.

Die Beobachtungen wurden stets an z a h l r e i c h e n Blattzähnen verschieden alter Blätter gemacht und die Nervatur von a l l e n genau zeichnerisch aufgenommen. Aus dem Vergleich der Zeichnungen ergab sich dann das Typische. D i e a u f d e n T a f e l n d a r g e s t e l l t e n Z e i c h n u n g e n s i n d a u s w e i t ü b e r 400 S k i z z e n a u s g e w ä h l t u n d d ü r f e n a l s t y p i s c h e g e l t e n.

I. Bau der Blattzähne und der Blattspitze von Blättern naheverwandter Arten.

1. Mentha.

Mentha piperita.

Die Blätter sind kurzgestielt, eilanzettlich bis eiförmig länglich, erreichen eine Länge von 7 cm und eine Breite von 3 cm, verjüngen sich am Grunde in den 8—10 mm langen Blattstiel, sind am Rande, besonders gegen die Spitze hin scharf gesägt, an der abgerundeten Basis ganzrandig. — Im getrockneten Zustande erscheinen sie auf der Oberseite dunkelgrün, unterseits etwas heller; mehr oder weniger auf beiden Seiten, besonders auf der Unterseite längs der Nerven ist die Blattspreite mit vereinzelten, kurzen Haaren besetzt, so dafs das Blatt fast kahl erscheint, hingegen beiderseits, vorzüglich an der Unterseite mit kleinen gelblichen, etwas vertieften Oeldrüsen versehen. Das Blatt wird von einem besonders auf der helleren Unterseite stark hervortretenden Mittelnerven durchzogen, von welchem jederseits unter spitzem Winkel 5—7 Sekundärnerven abgehen, die sich bogenförmig nach dem Blattrande hinziehen, sich dann nach oben umkrümmen, Schlingen bilden und so miteinander anastomosieren. (Tschirch-Österle Anatomischer Atlas Lieferung 4, S. 73. Tafel 19.)

Im typischen Falle wechseln große und kleine Sägezähne mit
einander ab und ist es meistens die Regel, daß ein oberer großer
und ein kleiner tieferliegender Zahn durch feine Verzweigungen
von einem Sekundärnerven versorgt werden. Die Blattzähne haben
eine dreieckige, kegelförmige Gestalt (Fig. 1). Die zu ihnen in
Beziehung stehende Nervatur ist sehr charakteristisch. Ein kräftiger
Nerv durchzieht den Zahn, verbreitert sich stark pinselförmig unter
der Wasserspalten tragenden Spitze, die als Charakteristikum für
Mentha dienen und an dieser Stelle eine Besprechung verdienen
Sie treten bei fast allen Menthaarten meist auf der Blattoberseite
(bei *Menth. pip.* zu 3—6) auf, seltener und in geringer Zahl auf
der Unterseite (bei *Menth. pip.* 1 — 3). Die Zahl derselben
variiert bei den verschiedenen Arten sehr und kommt dabei wohl
hauptsächlich Klima und Standort in Betracht.[2]) Man kann sie als
umgewandelte Spaltöffnungsapparate betrachten, die dazu eingerichtet
sind, tropfbarflüssiges Wasser aus der Blattfläche austreten zu lassen.
Sie sind stets offen, erheblich größer als die Spaltöffnungen desselben Blattes und lassen einen weiten Spalt erkennen. —
Meistens befinden sie sich in der äußersten Zahnspitze über Gefäß-
bündelendigungen, einzeln oder zu mehreren beieinander, aber auch
am Blattrande. Der Zahnnerv setzt sich mit dem nächsten stärkeren
Bogennerven durch einen kurzen Ast in Verbindung, er selbst läuft
als innerer Randnerv weiter fort und bildet mit dem äußeren Randnerven, der sich etwas tiefer an den Zahnnerv ansetzt, ein unteres
zusammengedrücktes Viereck (Fig. 1).

Es lassen sich hier zwei von einander verschiedene Haar-
typen erkennen, gewöhnliche Trichombildungen und Oeldrüsen.
Erstere beschränken sich auf das spärliche Vorkommen von sehr
langen (450 mik) einreihigen, viel (bis 8) zelligen an der Basis oft
sehr (bis 60, meist 20—30 mik) breiten und zuweilen, aber nur selten
einer kurzen Zotte aufgesetzten, für gewöhnlich direkt der Epidermis eingefügten, in eine kegelförmige Spitze auslaufenden Haaren,
welche hauptsächlich auf die Nerven der Blattunterseite angewiesen,
nur vereinzelt auf die Facetten verteilt sind, so daß das Blatt fast

---

[2]) Vergleiche Tschirch: Ueber die Beziehungen des anatomischen
Baues der Assimilationsorgane zu Klima und Standort. Linnaea.
Neue Folge. Bd. IX. Heft 3 und 4.

kahl erscheint. Ihre Cuticula ist gestreift. Im allgemeinen scheinen die kleineren, jüngeren Blätter namentlich an den Rippen reichlicher mit Haaren bedeckt zu sein als ältere Blätter, so daſs sie dort ein weiſsfilziges Aussehen besitzen. Die Haare werden oft sehr lang, 8—15 zellig und sind bei älteren Blättern meist abgebrochen. Ferner beobachtet man noch kürzere, mehrzellige, einreihige Haare, weniger breit als die Epidermiszellen, die der Mitte der letzteren aufgesetzt scheinen; auſser diesen treten noch kleine, einzellige, kegelförmige Haare mit dicker Wand auf, die besonders am Blattrande sitzen, denen sich dann noch kleine Köpfchenhaare anschlieſsen, welche auf der Lamina jüngerer Blätter in reichlicher Menge vorkommen, bis 40 mik lang und ca. 15 mik breit. Die groſsen, kurzgestielten Oeldrüsen bedecken zahlreich beide Blattseiten, besonders die Unterseite.

Die von einer Cuticula überzogene Epidermis ist beiderseits aus in der Flächenansicht buchtig welligen Zellen gebildet, die über den stärkeren Nerven geradwandig und gestreckt sind. Auf der Blattunterseite ist die Cuticula über dem Hauptnerven und stärkeren Sekundärnerven gefaltet. — Ebenso besitzt die untere Seite reichlich Spaltöffnungen, die obere deren nur sehr wenige.

Was die Eigentümlichkeiten des Blattrandes betrifft, so ist besonders hervorzuheben, daſs derselbe fast gerade ist, oder nur eine ganz schwache Umbiegung zeigt, wodurch sich Menth. pip. von den verwandten Arten unterscheidet. Der Querschnitt des Blattrandes zeigt unter der Epidermis der Blattoberseite eine einreihige, mit Chlorpohyllkörnern versehene, dünnwandige Schicht von Palissadenzellen, den physiologisch und morphologisch wichtigsten Teil des Mesophylls. Diese Palissadenzellen gehen vollständig um die Randkrümmung herum, zum Unterschiede von M. crispa und verwandten Arten, die eine mehr oder weniger starke Umkrümmung zeigen. Der Uebergang vom Palissadenparenchym zu dem chlorophyllarmen, stark durchlüfteten Merenchym wird durch eine Lage von undeutlich ausgebildeten Sammelzellen vermittelt; im Merenchym bemerkt man ein zartes Randbündel. Die Anordnung des Chlorophyllparenchyms um den Nerv ist eine relativ dichte. Verfolgen wir nun die mechanischen Verstärkungen des Blattrandes, so bemerkt man, daſs die Auſsenwandung der Epidermis zum Schutze gegen Einreiſsen an der

Randkrümmung dickwandiger als an anderen Stellen sich zeigt, also an der Herstellung der Festigkeit beteiligt ist. Bemerkenswert ist ferner, daſs die Cuticula nur an der Randkrümmung und nicht au der Lamina gefaltet ist. Eine Behaarung ist so gut wie nicht vorhanden, nur ganz vereinzelt treten, wie bereits erörtert, sehr kleine kegelförmige, einzellige Haare auf.

Tschirch faſst seinen Befund bezüglich des Blattrandes im anatomischen Atlas in folgenden Worten zusammen : „Der Blattrand ist wenig oder garnicht umgebogen und unbehaart — was für M. piperita sehr charakteristisch ist. Nur einige sehr kleine Kegelhaare (Anat. Atlas Lieferung 4, Tafel 19 Figur 2 t u. 4 f links oben) sind an ihm aufzufinden. Die Cuticula ist nur hier, nicht an der Lamina gefaltet, die Epidermis an der Randkrümmung dickwandiger als an den andern Stellen ; ein zartes Randbündel verläuft im Merenchym."

Mentha crispa L.

Die Blätter unterscheiden sich von der Pfefferminze durch ihre rundliche, eiförmige, oder herzförmige Gestalt, erreichen einen Durchmesser von 3 cm, sind 2—5 cm lang, sitzend oder kurz gestielt, scharf zugespitzt, am Grunde abgerundet oder herzförmig Vom Hauptnerven gehen die Sekundärnerven in einem spitzeren Winkel ab als bei Menth. pip., treten auf der Unterseite stark hervor und verlaufen bogenförmig aufwärts zum Rande. Letzterer ist kräftig umgebogen, wellig kraus, grob eingeschnitten gezähnt, mit zugespitzten, scharf hervorgezogenen Sägezähnen, die durch ihre ungleiche Gröſse wesentlich von einander abweichen.

Enorm groſse Zähne wechseln mit sehr kleinen ab.[*) Sie weichen in ihrem Bau sehr von *Menth. pip.* ab, haben nicht eine kegelförmige, sondern meist längliche, ovale Gestalt und machen in der ganz von Menth. pip. abweichenden, charakteristisch hervortretenden Nervatur eine Unterscheidung leicht möglich. Im Zahne verläuft ein langer Nervenast in seichtem Bogen, an dessen pinselartig endigende Spitze ein kräftig hervortretender äuſserer Randnerv sich ansetzt, der wiederum Aeste entsendet, die mit dem inneren Rand anastomosieren. (Fig. 2.) Wasserspalten liegen in der Zahnspitze auf der Oberseite 3—5, auf der Unterseite 2—3.

*) Vergleiche auch den Anatomischen Atlas von Tschirch und Oesterle, Taf. 19.

Der Querschnitt des Blattrandes bietet uns ein charakteristisches Bild, welches den Unterschied von *Menth. pip.* sofort kenntlich macht. Er ist stark umgebogen, mit zahlreichen, ziemlich langen Haaren versehen. Die im oberen Blattgewebe befindlichen, einreihigen Palissadenzellen nehmen fast die Hälfte des Blattdurchmessers ein-führen nicht um die Randkrümmung herum, sondern treten an der Umkrümmungsstelle zurück. Im locker und reich durchlüfteten Schwammparenchym verläuft ein mehr oder minder kräftiges Gefäfs-bündel. Die obere Epidermis des Randes ist stärker verdickt, die Cuticula an der Randkrümmung fein gefaltet. Was die Behaarung anbelangt, so ist dieselbe eine wechselnde, aber immerhin in den meisten Fällen eine starke. Die Haarformen zeigen keine erheb-lichen Abweichungen, mit Ausnahme der kleinen Kegelhaare, welche hier fehlen. Die Köpfchenhaare haben dieselbe Gröfse wie die von Menth. pip.; kurze und bis 500 mik lange, einreihige, 1—6 zellige Haare mit einer Basisbreite von ca. 35 mik sind mehr oder weniger zahlreich auf beiden Seiten, die kurzen sitzen meist einer breiten Epidermiszelle auf, die zahlreichen, auf den Nerven und am Rande befindlichen langen Haare, welche bei weichbehaarten Crispaformen vorkommen, zeigen eine gestreifte Cuticula, sind an den Querwänden gekrümmt, einreihig und mehrzellig.

Die Epidermis wird beiderseitig aus verschiedenartig gestalteten Zellen gebildet, die Zellen der oberen Epidermis sind relativ grofs, ihre Wandungen wenig wellig verbogen; die der unteren sind klein-zellig und zeigen stark wellig verbogene Querwände.

Auf der Unterseite befinden sich zahlreiche Spaltöffnungen, ebenso bedecken Oeldrüsen beide Blattseiten in reichlicher Menge. Obwohl man in der Litteratur die Angabe findet, dafs Menth. crispa eine durch Kultur entstandene Abart der Menth. aquatica L. sei, so kann ich dieser Behauptung keineswegs beipflichten. Der Verlauf der Nerven in den Blattzähnen ist so abweichend von Menth. aquat., wie später gezeigt werden wird, dafs die Anschauung, Menth. crispa möchte aus Menth. aquatica hervorgegangen sein oder ihr nahe stehen, abzuweisen ist.

Unter den Handelswaren finden sich bisweilen aufser den beiden offizinellen Drogen Blätter von anderen Arten und Varietäten, die Veranlassung zur Verwechselung geben können und daher an dieser

Stelle zu einer vergleichenden Betrachtung herangezogen werden müssen.

Mentha aquatica L.

Die Blätter sind eiförmig, bis länglich elliptisch, ungleich gesägt, mehr oder weniger langgestielt.

Die Blattzähne sind relativ klein, treten weniger scharf hervor als wie bei Menth pip., weichen vollständig von der langgestreckten Form der Zähne von Menth crispa ab, auf kleine folgen auch hier mittelgrofse Zähne. Die Nervatur läfst deutlich den Unterschied erkennen. Von der Spitze des pinselförmig verbreiterten Nervendes geht ein Nerv ab, der mit dem an den Zahnnerv sich ansetzenden, nächsten starken Bogennerven ein deutlich ausgebildetes Viereck bildet (Fig. 3).*) In der Zahnspitze sind Wasserspalten zahlreich, oben 3—6, unten 1—2.

Die Behaarung variiert. Bei einigen war sie nur sehr spärlich, bei anderen fanden sich meistens ziemlich viel lange (5—6) zellige Haare und einige kurze am Rande, auf den Nerven und der Lamina. Der Blattrand ist gerade oder nur schwach umgebogen.

Zum Vergleich wurden herangezogen

Mentha aquatica L. (Bern) ex herb Brunner, mit starker Behaarung, Mentha aquatica prope Berolin. (Hasenhaide), mit sehr schwacher Behaarung, Mentha aquatica Untersee 1838, Mentha aquatica odorata ex herb. Guthnick unbehaart, Mentha aquatica β. hirsuta Willd. Thun ad ripas Arolae, ex herb. Fischer-Oster, mit starker Behaarung.

Bei allen Exemplaren war der Bau der Blattzähne und der Typus bezüglich der Nervatur derselbe.

Auch eine mir vorliegende Menth. hirsuta Kuntze, ex herb. Brunner (Berlin-Hasenhaide) scheint nur eine Form der Menth aqu. zu sein, denn sie stimmte, was Bau der Blattzähne und deren Nervatur sowie Behaarung anbelangt, mit Mentha aquat. vollständig überein.

Mentha viridis.

Die Blätter von Mentha viridis (Mentha sylv. L. ♂ glabra Koch Syn. 550 Mentha viridis L. Sp. 804 D. 371, Flor. Gall. et

*) Tschirch-Oesterle, Anatom. Atlas Taf. 19, Fig. 27.

Germaniae exsiccata sind denen der Pfefferminze sehr ähnlich, unterscheiden sich aber von ihnen schon durch die auffallend hellgrüne Farbe, besonders unterseits, sind ferner mehr lanzettförmig, zugespitzt, sitzend oder nur ganz kurz gestielt.

Die Zähne des scharf gesägten Randes wechseln als grofse und kleine mit einander ab wie bei *piperita,* stehen aber in Anbetracht ihres schlanken Baues und ihrer Länge denen von crispa sehr nahe (Fig. 4) *). Hinsichtlich der Nervatur der Zähne und des Blattrandes sind Unregelmäfsigkeiten bemerkbar. Die Nervatur zeigt bald Anklänge an *piperita,* bald solche an *crispa,* so dafs sich ein einheitlicher Typus nicht geltend macht; meistens ist es die Regel, dafs sich an den pinselartig endigenden Zahnnerv ein schwacher, äufserer Randnerv mit mäfsiger Verzweigung ansetzt (Fig. 4). Wasserspalten findet man auf dem Zahn oberseits 2—4, unterseits 1, selten 2.

Auch der Blattrand ist kräftig umgebogen, immerhin aber nicht so stark wie bei crispa. Zufolge dieser charakteristischen Eigenschaften, welche Menth. viridis zum Teil mit *piperita,* zum Teil mit crispa teilt, hält sie die Mitte zwischen beiden.

Die Behaarung ist nur eine spärliche; kurze neben einigen mehr (1—3-) zelligen, mittellangen Haaren finden sich vereinzelt am Rande und den Nerven, hingegen sind Oeldrüsen auf der Blattspreite sehr zahlreich, doch weichen Geruch und Geschmack bedeutend von Menth pip. ab.

Dasselbe Verhalten zeigte eine aus dem botanischen Garten Berns erhaltene M. viridis.

Menth. viridis kommt auch unter dem Namen: echte „ S p e a r m i n t “ aus Amerika in den Handel. Mir stand authentisches Material von Albert. M. Todd, Nottawe Mich. zur Verfügun.;.

Die Blätter derselben sind klein, länglich lanzettlich, kurz gestielt oder sitzend, auf der Oberseite tief grün, unterseits hellgrün.

Der Bau und die Nervatur der Zähne näherte sich sehr unserer viridis. Ein direkt von der Spitze des Zahnnervs auslaufender äufserer Randnerv bildet mit dem inneren Randnerv ein herabgezogenes Viereck.

---

*) Tschirch-Oesterle, Anatom. Atlas Taf. 19, Fig. 24.

(Fig. 5). Die Blätter trugen ganz vereinzelte, gekrümmte Haare auf den Nerven und am Blattrande, welcher umgebogen war. — Oeldrüsen waren zahlreich.

Unter den verschiedenen Varietäten von Mentha viridis fanden sich krausblättrige Formen, wie *Mentha crispata* Schrader, die als eine gute Art von manchen Autoren (Hampe - Just II. 2) anerkannt wird, so daſs man zu der Anschauung hinneigt, daſs *Mentha crispa* von einer *viridis* bezw. *sylvestris* abstamme.

Dieser *Mentha crispata* Schrader (M. sylv. L. crispata K. Syn. 550. cat sem. h. Goett. Willd, En. 2 p. 608, welcher man häufig im Handel begegnet, zeigt fast den gleichen Habitus wie M. viridis. Ihre Blätter sind zum Unterschiede länglich bis herzförmig, blasig runzlig, am Rande wellig, tief eingeschnitten gesägt, wie jene hochgrün, unterseits blasser, mit scharf zugespitzten schmalen, tutenförmig zusammengerollten Sägezähnen, in deren Spitze auf der Oberseite 3--5, auf der Unterseite 1—2 Wasserspalten liegen.

Ihr Nervenverlauf näherte sich dem Sylvestris-Typus, der im folgenden näher beschrieben wird.

Die Behaarung fehlt fast ganz oder ist nur spärlich am Rande und an den Nerven der unteren Blattfläche. Oeldrüsen sind zahlreich vorhanden.

Mentha sylvestris L.

Die Blätter von Mentha sylvestris sind fast ganz oder ganz ung stielt, eirund, länglich oder lanzettlich, und charakterisieren sich besonders durch die stark weiſsfilzige Beharrung der Unterseite auf den Nerven und den Blattfacetten.

Die scharfen Zähne des Randes variieren in ihrer Form ganz erheblich; entweder zeigen sie Aehnlichkeit mit denen von *piperita*, alsdann sind sie verhältnismäſsig kurz, dreieckig (ex herb. Fischer) oder aber sie besitzen (in den meisten Fällen) den ausgesprochenen Charakter einer Crispaform, sind spitz, langgestreckt und weit aus- gezogen (Fig. 6) (ex herb Brunner.)[*]

In beiden Fällen machte sich der Typus geltend, daſs unterhalb in geringer Entfernung vom pinselartig verbreiterten Bündelende am

---

[*] Tschirch-Oesterle, Anatom. Atlas. Tafel 19, Fig. 25.

Zahnnerv ein äußerer, ziemlich kräftiger Randnerv ansetzt, der durch eine Anastomose mit dem inneren Randnerv ein unregelmäßiges Viereck bildet. In der Spitze befinden sich Wasserspalten, 4—6 oben, 2—3 unten.

Der Bau des Blattrandes erinnert an crispa. Er ist stark umgebogen und trägt kurze sowie viele lange, stark gekrümmte Haare, welche weniger zahlreich bei den Crispaformen sind. Oeldrüsen sind nur wenige vorhanden.

Mentha arvensis L.

Die Blätter sind mehr oder weniger langgestielt, oval oder elliptisch. Die Blattzähne sind im typischen Falle klein, nicht spitz, sondern abgerundet (Fig. 7). Wasserspalten fehlen oder es zeigt sich nur selten eine am Zahn. Ihr Bau ist ein anderer, von *piperita* völlig abweichender; auch hinsichtlich der Nervatur der Zähne und des Randes treten so merkliche Unterschiede hervor, daß weder Uebergangsformen zu beobachten sind, noch an eine Ableitung der *M. piperita* von *M. arvensis* gedacht werden kann. (Tschirch-Oesterle, Anatom. Atlas Taf. 19 Fig. 26.) Der Typus, welcher sich bei allen zur Beobachtung herangezogenen Exemplaren zeigte bestand darin, daß sich an den Zahnnerv ziemlich tief unten in seitlicher Stellung ein deutlich ausgebildetes Viereck in Quadratform ansetzt (Fig. 7), — zum Unterschiede von aquatica, wo ein oberes Viereck auftritt —, auf dessen eine Seite sich ein von der Spitze des Bündelendes auslaufender, schwacher Nerv stützt, der mit dem Zahnnerv ein kleines Dreieck bildet.

Das Blatt trägt an den Nerven und dem schwach umgebogenen Blattrande viele sehr lange (4—5-) zellige Haare neben kurzen gekrümmten Hakenhaaren. Oeldrüsen sind nicht sehr zahlreich.

Der Befund war derselbe bei allen untersuchten Exemplaren (M. arv. ex herb. Brunner, Guthnik, Tschirch u. M. arv. ovalifolia Opiz,)

Mentha arvensis japonica.

Es schien mir von Interesse, die in der botanischen Sammlung befindliche Menth. arvensis japonica Todd zum Vergleich mit heranzuziehen, die durch das aus ihr gewonnene Pfefferminzöl, welches durch einen hohen Gehalt an Menthol ausgezeichnet ist, an Bedeutung gewinnt.

Die Blätter haben eine länglich eiförmige Gestalt, sind grofs, anggestielt, in den Blattstiel verschmälert, am Rande scharf gesägt.

Die Form des Blattes sowie der Bau der mittelgrofsen, scharfen Sägezähne einschliefslich ihrer Nervatur läfst deutlich den Unterschied von unserer *M. arvensis* und *M. pip.* hervortreten; ihr Nervenverlauf entfernt sich am weitesten von *Menth. aquat.*, indem nämlich an den Zahnnerv sich seitlich ein gut ausgebildetes Dreieck anlegt (Fig. 8), welches gebildet wird von einem Nerven, der von der Spitze des pinselförmig verbreiteten Nervenendes ausläuft, und vom Zahnnerv selbst und einem sich an ihn ansetzenden, stärkeren Bogennerven. — Anklänge an M. pip. zeigten sie im Verlauf des äufseren Randnerven mit seiner charakteristischen Verzweigung, der hier aber von der Spitze des Zahnnervs ausgeht. Auch fanden sich an der Zahnspitze Wasserspalten, auf der Oberseite 1—3, auf der Unterseite fehlten sei.

Der Blattrand war nur schwach umgebogen, die Behaarung ziemlich stark, meist kurze neben einigen mittellangen, ungekrümmten Haaren, zahlreiche Oeldrüsen waren sichtbar. Der Bau der Blattzähne von *M. arv. jap.* läfst auf die Aehnlichkeit mit *M. pip.* L. (Sp. 805 var. α Laegii Koch, Lyn. 633, Mentha Laegii Steudel, M. pyramydal) schliefsen. Die japonica war von unserer echten piperita einerseits durch die stärkere Behaarung unterschieden, andererseits bestand eine Abweichung in dem umgebogenen Blattrande. Sehr zahlreiche, kleine Kegelhaare sowie viele, lange, mehr- (5—6—) zellige gekrümmte Haare waren am Blattrande und auf den Nerven beider Seiten vertreten.

Anders verhält es sich mit der wildwachsenden, japanischen *M. arvensis.* Sie nähert sich bezüglich des Baues der Blattzähne der europäischen *M. arvensis,* die Nervatur hingegen ist von ihr abweichend, die charakteristischen Eigentümlichkeiten, wie sie bei *M. arvensis,* sich zeigten, treten hier sehr zurück, das untere Viereck fehlt ganz, ein oberes Dreieck, das nahe zu in ein Viereck übergeht, macht sich nur selten bemerkbar (Fig. 9). Wohl aber stimmte sie in der Art der Behaarung mit unserer arvensis überein, besonders trat die Krümmung der Haare am Rande in äufserst starkem Mafse hervor. — Auch Oeldrüsen waren zahlreich.

Mentha rotundifolia L.

Noch erwähnt zu werden verdient die nicht selten vorkommende Mentha rotundifolia L. Sie zeigt fast denselben Habitus der Krause-Minze, ihre Blätter sind ungestielt, herzförmig oval, rundlich, stumpf abgerundet, schwach sägeartig gekerbt, sehr runzlig, oben grün, mit meist kurzen und einigen langen Haaren auf den Nerven, unterseits durch die weifsfilzige, dichte Behaarung kenntlich.

Die Blattzähne sind äufserst klein, mehr nach innen einge-stülpt, stehen im Bau und in der Nervatur keiner der berück-sichtigten nahe. Wasserspalten waren selten, bisweilen 1 oder 2 auf der Oberseite an einem Zahne. Im typischen Falle setzt sich am pinselförmig verbreiterten Bündelende ein anfangs bogig ver-laufender, äufserer Randnerv an und bildet mit dem in anastomo-sierender Verbindung stehenden, inneren Randnerven ein gewölbtes Viereck. (Fig. 10.) Der Blattrand erweist sich charakteristisch durch seine erheblich starke Umkrümmung und durch die mehr oder minder reichliche Behaarung; kleine Kegelhaare und mittellange, ge-krümmte Haare waren an ihm zu finden. Oeldrüsen sind nicht sehr zahlreich.

Diese Beobachtungen wurden gemacht an Exemplaren: M. rotun-difol. exheib Guthnick, prope Neuenstadt; M. rotundifol. S. Nevada, Fischer-Oster; M. rotundifol. (Brunner); M. rotundifol. (Tschirch).

Da das Ergebnis, welches sich aus dieser vergleichend mor-phologischen Betrachtung herausstellte, übereinstimmend war mit dem von Tschirch im anatomischen Atlas (Lieferung 4, S. 77) ver-zeichneten, so pflichte ich dessen Ansicht bei, dafs die Pfefferminze und die Krauseminze mit keiner der anderen Arten oder Varietäten verwechselt werden kann, sobald man den Bau und den Nerven-verlauf der Zähne mit Einschlufs der Behaarung einer eingehenderen Betrachtung würdigt. Die Untersuchung hat ferner zu dem Resultat geführt, dafs *Menth. pip.* keine gemeinsamen Eigenschaften mit *aquatica*, von der sie sich am weitesten entfernt, mit der euro-päischen *arvensis* oder *rotundifolia* teilt, eher eine entfernte Aehnlichkeit mit *viridis* besteht, diese Motive daher zur Ableitung von einer der genannten Arten als Kulturform keineswegs berech-tigen. Die zahlreichen Merkmale, durch welche der Beobachter in den Stand gesetzt ist, *Menth. pip.* von anderen Arten leicht zu unterscheiden, veranlafsten Tschirch, sie für eine gute Art zu halten. Eine andere Stellung nimmt hingegen *Menth. crispa* ein. Es machen sich so viele Uebergänge zur Sylvestrisgruppe bemerkbar, dafs man mit Sicherheit annehmen kann, dafs *crispa* aus der *Sylvestris*-Gruppe hervorgegangen sei, wie das ja auch Tschirch annimmt.[1])

Während bei den *Mentha*arten die Blattzähne diagnostische Verwertung gefunden haben, hat bei der Gattung *Artemisia* die Blattspitze sich als ein wichtiges Charakteristikum erwiesen, das für diagnostische Zwecke verwendbar ist.

2) Artemisia.

Artemisia Absinthium L.

Die oberseits graugrünen, unten weifsgrauen, seidenartig glänzenden, mit einem Filz von kurzen, zarten, anliegenden Härchen bedeckten Blättchen weisen bezüglich ihrer Fiederteilung Unterschiede auf. Die grundständigen Blätter zeigen einen ovalen Umrifs sind langgestielt, dreifach fiederteilig, die Stengelblätter kleiner, kürzer gestielt, doppelt und einfach fiederteilig, die obersten endlich ungestielt, oft völlig ungeteilt.

Bei der Feststellung des Nervenverlaufes wurden die Blätter stets mit der Unterseite auf den Objektträger gelegt.

Unterwirft man die stumpfe, breit zungenförmig abgerundete Blattspitze einer näheren Betrachtung, so sieht man, dafs ein stark pinselförmig sich verbreitender Hauptnerv mit zwei konvergierenden Randnerven in dieselbe eindringt. Im typischen Falle zeigte sich (Fig. 11), dafs unter einem spitzen Winkel von 60° rechts vom Hauptnerv ein Sekundärnerv abgeht, der bogenförmig zum Randnerven verläuft und mit ihm ein grofses, gewölbtes Dreieck bildet. Längs des Randnerven zieht sich ein kurzer Nervenast hin. Links vom Hauptnerv findet sich in der äufsersten Blattspitze ein kleines Dreieck ausgebildet, welches durch die anastomosierende Verbindung des Hauptnerven mit dem Randnerven zustande kommt. — In der

---

[1]) An dieser Stelle sei ein sinnstörender Druckfehler in Tschirch's Anatom. Atlas berichtigt. Auf S. 76, linke Columne, Zeile 5 von unten mufs es statt Piperita natürlich crispa heifsen. „Der Bau des Blattrandes jedoch ist der crispa ähnlicher."

Blattspitze liegt zuweilen oberseits eine Wasserspalte. Das Nervennetz ist auf der Blattfläche ein sehr verzweigtes. Die Epidermis der Blattoberseite besteht in der Flächenansicht aus polyedrischen, tafelförmigen Zellen mit fast geraden oder nur schwach welligen Wänden, die der Unterseite aus unregelmäfsig wellig verbogenen Wellen. Spaltöffnungen finden sich beiderseits, vornehmlich auf der Blattunterseite, ferner T-förmige Haare, deren Stiel aus mehreren Zellen gebildet ist, und zahlreich mehrzellige, kurzgestielte Oeldrüsen, welche in Vertiefungen beider Seiten des Wermutblattes sitzen.*)

Der Querschnitt durch den Blattrand zeigt uns, dafs derselbe nicht umgebogen sondern gerade ist und von einem dichten Saume von Filzhaaren umkleidet wird. Die Cuticula ist sowohl an der Randkrümmung wie an der Lamina gefaltet. Im oberen Blattgewebe befindet sich eine Reihe von Palissadenzellen, welche öfters geteilt sind, im unteren ein lockeres Schwammparenchym, in welchem man ein zartes Randbündel bemerkt.

Die mir zur Verfügung stehenden Exemplare waren: *Artemisia Absinth.* ex herb. Brunner (Vallesia), *A. Absinth.* ex herb. Tschirch, *A. Absinth.* L. Sp. 1188, K. Syn 401 G. et G. 126, (Vendée) und frisches Material.

Artemisia vulg. L.

Die Blätter sind sitzend, etwas stengelumfassend, die unteren doppeltgefiedert geteilt, die oberen nur gefiedert geteilt, mit lanzettförmigen, spitzen Lappen versehen, nach oben hiu werden sie allmählich einfacher, nicht selten ungeteilt, alle oben grün. Die Verteilung der Trichome auf beide Blattseiten ist nicht die gleiche, die Oberseite erscheint fast kahl, hingegen ist die Unterseite durch eine dicht weifsfilzige Behaarung ausgezeichnet, die Haarformen sind die gleichen wie bei Artemisia Absinthium.

Die auch hier in Betracht kommende Blattspitze zeigt gegen über der vorigen einen gänzlich abweichenden Bau. (Fig. 12—13) Sie ist langgestreckt. — Ein sehr starker Hauptnerv tritt mit den beiderseitig kräftigen Randnerven in dieselbe ein und verbreitet sich pinselförmig. Auch das Nervennetz gestaltet sich

---

Tschirch, Angewandte Pflanzenanatomie Fig. 368, S. 320.

anders, es ist einfacher. Die Sekundärnerven gehen fast rechtwinklig vom Hauptnerv ab und anastomosieren mit den Randnerven. Es haben sich in der Blattspitze zwei bemerkenswerte Typen herausgestellt. In dem einen Falle setzt sich rechts vom Hauptnerv unter spitzem Winkel von 45—50 ° ein Sekundärnerv an denselben an und strebt bogenförmig nach dem Randnerv hin (Fig. 12); im andern Falle gehen ebenfalls rechts vom Hauptnerven zwei Sekundärnerven fast rechtwinklig ab und bilden mit dem Randnerven ein oberes kleines und ein unteres gröfseres Dreieck (Fig. 13). An der Blattspitze war nur selten eine Wasserspalte auf der Oberseite sichtbar.

Die Epidermis der Blattoberseite setzt sich aus regelmäfsigen, in Reihen angeordneten, parenchymatischen Zellen zusammen und ist spaltöffnungsfrei, auf der Unterseite sind die Zellwände wellig verbogen, über den stärkeren Nerven geradwandig und gestreckt.

Auf dem Querschnitt erscheint der Blattrand stark umgebogen, auf der Oberseite ist er unbehaart, unterseits an der Umbiegungsstelle mit einem dichten Filz von wirr durcheinanderliegenden, langen, geschlängelten, farblosen Haaren versehen. Das einreihige Pallisadengewebe nimmt über die Hälfte des Blattdurchmessers ein, im reich durchlüfteten Merenchym verläuft an der Randkrümmung ein kräftiges Gefäfsbündel. Die Cuticula ist nur an dieser gefaltet, nicht an der Lamina. Die oberen Epidermiszellen sind stark verdickt.

Zum Vergleich wurden herangezogen:
Art. vulg. L. ex herb Brunner, prope Berolinum 1866. *Art. vulg.* L. ex herb Tschirch, prope Dresden 1860. *Art. vulg.* L. Suisse u. and.

Artemisia marit. L. var. Stechm.

Die Blätter ermöglichen schon durch ihre äufsere Gestalt leicht eine Unterscheidung von den beiden vorigen Arten. Sie sind etwa 2 cm lang und 1 cm langgestielt, ihre Spreite ist fiederteilig, die untersten Fiederabschnitte zeigen nochmalige Teilung.

Zur Erkennung des Nervenverlaufes mußten wegen der starken Behaarung die Haare in der in der Einleitung geschilderten Weise entfernt werden.

Die lange und schmale Spitze weicht von den beiden vorigen erheblich ab und bietet charakteristische Merkmale (Fig. 14—15). Ein starker Hauptnerv tritt mit den beiden Randnerven in dieselbe ein und verbreitert sich pinselartig. Auffällig erscheint es, daß letztere ganz bedeutend vom Rande zurücktreten (Fig. 15). Auch ist das Nervennetz ein wesentlich anderes. Die Sekundärnerven setzen sich in ziemlich weiten, regelmäßigen Abständen von ein- ander an den Hauptnerv an und ziehen sich unter spitzem Winkel bogenförmig nach den Randnerven hin. In der Blattspitze war der Typus vorherrschend, daß immer zwei von demselben Punkte aus- gehende Sekundärnerven spitzwinklig nach dem Rande zu verliefen.

Die Epidermis setzt sich beiderseits aus in der Flächenansicht axialgestreckten, rechteckigen Zellen von sehr geringem Durchmesser und Spaltöffnungen zusammen. Sie trägt außerdem sehr zahlreiche Oeldrüsen vom Bau des Kompositentypus. — Es lagen mir zwei Proben vor; die eine entstammte der Sammlung des Schweizer Her- bariums: Flora Galliae et Germaniae exsiccata 669 Artem. marit L. Sp. 1186 D 277, γ salina, Wild, K. Syn. 569; die andere war entnommen dem Flückiger-Herbar., gesammelt im Sommer 1884 durch L. W. Knapp bei Tschimkent, Provinz Taschkent, Turkestan (siehe Archiv der Pharmacie 221 (1883) 598). Bei letzterer fehlten die Haare am Rande, die Behaarung war auf der Blattfläche schwächer als bei der ersteren.

Der Querschnitt verschafft uns einen richtigen Einblick in die Eigentümlichkeiten des Baues. Im Hauptnerv ist der zentral ge- legene Holzkörper nur sehr swach entwiskelt, um so stärker aber ist der Siebteil ausgebildet, welcher fast das ganze Hauptgefäß- bündel erfüllt. Eingebettet liegt dasselbe in ein großzelliges, paren- chymatisches Grundgewebe, welches in einem nur schmalen Strange nach dem Blattrande verläuft. Beiderseitig wird es von einem Palissadenparenchym begrenzt, welches auf der Oberseite dreireihig, auf der Unterseite zweireihig auftritt.

Dasselbe zieht sich nach dem geraden Blattrande hin, er- scheint auch hier über den kleinen, zarten Bündeln an der Randkrümmung dreireihig. Auf der Ober- und Unterseite sitzen dort, wo die Mittelrippe in den Blattrand übergeht, in Vertiefungen Oeldrüsen, ebenso finden sich Spaltöffnungen oben wie unten. Ueber dem Hauptnerv ist die Culticula der Epidermis der Blattunterseite stärker gefaltet, wie auf der Oberseite. Die Cuticularfaltungen treten auch am Blattrande auf.

Indem ich die gewonnenen Einzel-Ergebnisse der Beobachtungen zusammenfasse, ist zunächst darauf hinzuweisen, dafs bei der Gattung *Mentha* der Bau der Blattzähne und der Verlauf der Nerven in ihnen in Verbindung mit dem anatomischen Bau des Blattrandes, — bei der Gattung *Artemisia* der Bau und Nervenverlauf der Blattspitze ein durchgreifendes Unterscheidungsmerkmal bietet, um die nahe verwandten Arten von einander zu unterscheiden.

3. Malva.

Anders verhält es sich mit der Gattung *Malva*. Das für die Diagnose wichtige Hilfsmittel ist hier weniger brauchbar, da die Zähne selbst ziemlich übereinstimmend gestaltet sind. Sowohl bei *Malva sylv.* L. als auch bei *Malva vulg.* Fries (*M. neglecta* Wallr., *M. rotundifol.* L.) war der Bau der Blattzähne und deren Nervennetz fast gleich.

Malva sylvestris L.

Die Blätter sind langgestielt, bis 10 cm breit, nierenförmig rundlich, beiderseits dicht behaart, bis fast zur Mitte in 5—7 Lappen geteilt. Die Lappen sind verhältnismäfsig kurz, laufen ziemlich spitz zu und sind ungleich gekerbt.

Die Blattzähne sind sehr grofs, stumpf abgerundet. Ein kräftiger Hauptnerv tritt vertikal gerichtet in den Zahn ein und endet meist in zwei bis drei einzelne, pinselartige kurze Nerven. Unterhalb des Vereinigungspunktes dieser Bündelnerven setzen sich die beiderseitigen Randnerven an und bilden mit der fast regelmäfsig zu beiden Seiten des Hauptnervs vom gleichen Punkte unter einem Winkel von 80⁰ in geringer Entfernung vom pinselartigen Nervenende ausgehenden Sekundärnerven je ein kleines gewölbtes Dreieck. Das Nervennetz im Zahne ist ein ziemlich verzweigtes. Die Sekundärnerven gehen nahezu rechtwinklig vom Hauptnerven ab, bilden mit den Randnerven beiderseitig Vierecke. Längs der Randnerven beobbachtet man noch je einen zweiten Randnerv oder es erheben sich auf ihnen blind endigende Nervenäste.

Malva vulg. Fries (*M. neglecta* Wallr. est. *rotundifolia*).

Die Blätter dieser Art haben einen rundlich-herzförmigen Umrifs, sind langgestielt, bis 8 cm breit, undeutlich 5—7lappig, die Lappen sind stumpfer, deren Rand ungleich gekerbt, beiderseits nicht sehr dicht behaart.

Die stumpf abgerundeten Kerbzähne sind im Verhältnis zu den vorigen erheblich breiter, demgemäfs gestaltet sich auch die Nervatur zu einer komplizierteren, derjenigen von *M. sylvestris* aber nahezu gleichkommenden. Die bei *Malv. sylvestris* in der Spitze ausgebildeten, sich an den Hauptnerv anlegenden kleinen Dreiecke treten hier nur selten und weniger regelmäfsig ausgebildet hervor, im übrigen ist das Verzweigungssystem der Nerven dasselbe. — Im Anschlufs an die grofse Uebereinstimmung der äufseren Gestalt der Blätter, der angeführten *Malva*arten, ihrer Blattzähne und deren Nervatur sei bemerkt, dafs auch das anatomische Verhalten bei allen ein sehr gleichartiges ist, und sie nicht durch sichere Merkmale von einander zu trennen sind.

Beiderseits besitzen die Malvenblätter wellig buchtige Oberhautzellen, zwischen welchen Spaltöffnungen vorkommen.

Am Rande und auf der Blattfläche finden sich mehr oder weniger reichlich einzellige, spitze, dickwandige, etwas gekrümmte, einfache, grofse Haare mit kolbig verdickter Basis oder 2—6strahlige Sternhaare. Aufserdem sind noch ungestielte oder sehr kurzgestielte, durch Längs- und Querwände geteilte Köpfchenhaare auf beiden Blattflächen zahlreich, besonders über den Nerven anzutreffen. Den Querschnitt von *M. sylv.* und *vulg.* charakterisiert eine im oberen Blattgewebe befindliche Palissadenschicht; das Schwammparenchym im untern Blattgewebe besteht aus 3—4 langgestreckten und mit kurzen Seitenästen versehenen Zellreihen. Im Mesophyll liegen vereinzelt Oxalatdrusen; dieselben treten zahlreicher in der nächsten Umgebung der Gefäfsbündel, sowie in denselben selbst auf. Im Querschnitt durch einen der Hauptnerven verläuft ein kollaterales Gefäfsbündel von kreisartiger Gestalt, in welchem eine Kambium-

zone sichtbar ist. Die Gefäße sind in radialen Reihen angeordnet.
— Ein großzelliges Grundparenchym umgiebt auf der untern Seite
das Gefäßbündel, dann folgt ein kräftiger Kollenchymbeleg, welcher
bis an die Epidermis grenzt. Oberhalb zeigt der Hauptnerv eine
aus Kollenchym bestehende hervorspringende Leiste.

Die mir zur Verfügung gestandenen Exemplare waren: Malv.
sylv. L. ex herb. Brunner (Lago di Como, Aug. 1821), Malv. sylv.
L. ex herb. Tschirch (Berlin, Juni 1879), Malv. sylv. L. ex herb.
Flückiger, Malv. vulgaris Fries (ex herb Schärer) u. and.

Althaea officinalis L.

Die Blätter sind gestielt, von herzförmigem oder eiförmig-
länglichem Umriß, bis 8 cm lang, 3—6 cm breit, derb, 3—5lappig
mit hervorgezogenen, spitzen Endlappen, durch die dicht stehenden,
großen Sternhaare auf beiden Seiten sammetartig filzig, der Rand
ist grob und ungleich gekerbt.

Wegen der starken Behaarung war zur Beobachtung der
Nerven die Entfernung der Haare durch Abschaben mittelst eines
Skalpells nach vorherigem Erweichen in heißem Wasser notwendig.
Schon durch ihre äußere Form machen die Blattzähne von *Althaea
officinalis* eine Unterscheidung von *Malv. sylvestris* und *vulg.* möglich. Während dort die Kerbzähne groß, breit, stumpf abgerundet
waren, sind sie hier verhältnismäßig klein, dreieckig; auf relativ
kleine Zähne folgen schlanke, weit hervortretende von länglich-
herzförmigem Bau. Ebenso macht sich in der Nervatur eine Abweichung bemerkbar. Ein kräftiger Nerv tritt von unten her in den
Zahn, verzweigt sich pinselartig. Von dessen Spitze gehen zwei
Randnerven ab, die mit dem unten weniger spitz- (bis recht-) winklig
sich an den Hauptnerv ansetzenden Sekundärnerven je ein Dreieck
bilden. Längs der Randnerven zeigt sich noch je ein zweiter, sehr
schwach ausgebildeter Nerv.

In anatomischer Beziehung lassen sich nur sehr geringe Unterschiede hervorheben. Die Seitenwände der Epidermiszellen sind
weniger wellig, auf der Oberseite sind sie nur sehr wenig buchtig.
Die einzelligen Haare sind größer und dichter gebüschelt, 5—8armige
Sternhaare sind sehr zahlreich vorhanden. Der Querschnitt zeigt,
daß unter der Epidermis oberseits Palissaden liegen, die nicht selten

durch Horizontalwände geteilt sind, so daſs dann das Gewebe stellenweise zweireihig auftritt. — Der Hauptnerv ist ebenso wie bei *Malv. sylv.* und *vulgaris* gebaut.

Vergleiche wurden angestellt bei : Althaea off. L., Flora Atlantica exsiccata, Althaea offic. ex herb. Tschirch, Althaea offic. Guimauve u. and.

Althaea rosea.

Die Blätter sind langgestielt, rundlich herzförmig, schwach 5 oder 7 lappig, runzlig, rauhhaarig, am Rande gekerbt.

Die Blattzähne sind kleiner, niemals so weit hinausgezogen wie die von *Althaea offic.*, stimmen aber im allgemeinen im Bau und in der Nervatur mit ihnen überein.

Auch teilt *Althaea rosea* ihre anatomischen Eigenschaften mit der vorgenannten Art. Die kleinen Unterschiede mögen hier nur hervorgehoben werden. Kurzgestielte Drüsenhaare sind sehr zahlreich auf beiden Blattflächen vorhanden ; meist bildet die 3—4 armigkeit der Nervenhaare die Regel, seltener finden sich 5—6 armige. Drusen erfüllen reichlich das Mesophyll und die Gefäſsbündel. Stomata fehlen auf der Oberseite, unterseits sind deren nur wenige zu finden. Das Palissadengewebe ist 2—3 reihig.

II. Bau der Blattzähne und der Blattspitze von Blättern aus verschiedenen Gattungen.

1) Folia Digitalis und ihre Verwechslungen.

Während es, wie aus dem vorigen Kapitel ersichtlich, bisweilen einige Schwierigkeiten bereitete, in dem Nervenverlauf von Blättern nahe verwandter Arten Unterschiede zu treffen, treten dieselben überall dort, wo es sich um nur äuſserlich ähnliche Blätter verschiedener Gattungen handelte, in eklatanterer Weise hervor. So lassen sich z. B. die Verwechselungen und Verfälschungen der Fol. Digitalis, der Fol. Conii und der Theeblätter schon allein durch den Bau der Zähne und ihre Nervatur leicht erkennen.

Digitalis purpurea L.

Die Blätter von *Digitalis purp.* sind länglich eiförmig, stumpf zugespitzt, werden 30—40 cm lang, 15 cm breit, sind in den langen, kantigen, geflügelten Blattstiel verschmälert, die kleineren sind meist ungestielt und endigen in eine scharfe Spitze. Alle sind sie gekerbt.

Die Blattzähne sind sehr charakteristisch und dadurch ausgezeichnet, daſs sie ungleich groſs sind. Enorm groſse, weit hervortretende, wechseln mit sehr kleinen ab. Sie tragen ein knorpliges, zapfenartig ausgebildetes, helles Spitzchen, das besonders bei älteren Blättern gut ausgebildet ist. Die Kerbzähne sind breit und sanft gewölbt. (Fig. 16.) Ein pinselförmig sich verbreitender Nerv tritt von unten her in den Zahn, an dessen Spitze sich beiderseitig zwei Randnerven ansetzen, die in wellig verlaufenden Bögen mit den vom Zahnnerv in einem rechten bis stumpfen Winkel abgehenden Seitennerven bald je ein Dreieck bald je ein Viereck bilden. Auf der Oberseite eines jeden Blattzahnes befindet sich eine groſse Wasserspalte.

Sehr charakteristisch erweist sich die Nervatur des Blattes. Von dem unterseits stark hervortretenden Hauptnerv gehen unter einem spitzen Winkel Sekundärnerven ab, welche Schlingen bilden und zwischen denen tertiäre und acaternäre Nerven ein erhabenes Netzwerk erzeugen.

Eine ziemlich dichte Behaarung macht sich auf allen Teilen des Blattes bemerkbar, auf der Unterseite, die dadurch graugrün erscheint, ist sie meist dichter, als auf der dunkelgrünen Oberseite. Die Haare sind gewöhnlich drei- bis vierzellig, im Maximum sechszellig, dünnwandig, obliteriert, gerade oder stark gekrümmt, stets in eine stumpfe Spitze endigend, mit kleinen Cuticularwärzchen dichter an der Spitze besetzt, als wie an der Basis; seltener finden sich 1 bis 2 zellige Gliederhaare. Ferner treten in ziemlicher Verbreitung kopfige Drüsenhaare entweder mit 2—3 gliedrigem Stiel und einzelligem Köpfchen, oder einzelligem Stiel und zweizelligem Köpfchen auf. Reichlich und fast ausschlieſslich sitzen sie über den Nerven an der Blattoberseite.

Die obere Epidermis setzt sich aus polygonalen Tafelzellen, die untere aus stark buchtigen Zellen zusammen. Spaltöffnungen finden sich auf der oberen Seite nur spärlich, nach dem Rande und der Blattspitze hin treten sie etwas zahlreicher auf, die untere besitzt deren sehr viele an allen Teilen.

Der Blattrand ist durch das Fehlen der Gefäfsbündel charakterisiert. Das Randbündel liegt ziemlich weit von der Randkrümmung ab. Der Blattrand ist stark behaart (mit langen und kurzen Gliederhaaren sowie mit Drüsenhaaren), die Cuticula nur hier schwach gefaltet, nicht an der Lamina. Im Mesophyll liegt auf der Oberseite eine Schicht kurzer Palissadenzellen unterseits eine verhältnismäfsig dicke, mehrreihige Lage eines dichten, lückigen Schwammparenchyms.*) Die obere Epidermis erscheint schwach gewellt.

Am Mittelnerv ist die obere Blattfläche an der Stelle, wo der Nerv verläuft, schwach vertieft, unten springt der Nerv als starke Leiste hervor. In ihm verläuft ein starkes Gefäfsbündel von bogenförmiger Gestalt, gebildet aus radial angeordneten Gefäfsreihen, die an Raum den mit wenig Plasma erfüllten Siebteil überragen, welcher nur einen schmalen Streifen bildet. Das Gefäfsbündel ist eingebettet in ein chlorophyllfreies, nach der oberen und unteren Seite hin kleinzelliges, weiterhin gröfserzellig werdendes Parenchymgewebe, welches sich bis zur Epidermis erstreckt. Nur an der Oberseite des Nerven erscheint dasselbe etwas collenchymatisch verdickt. Zuweilen verläuft im Mittelnerv an Stellen, wo die Seitennerven ansetzen, ein zweites Bündel. Die Epidermiszellen der Unterseite sind über dem Hauptnerven sehr klein, ihre Cuticula ist fein gefaltet. — Unterseits ist der Mittelnerv stark besetzt mit mehrzelligen Gliederhaaren und Drüsenköpfchen. Mangel jeder Art von Krystallen und sclerenchymatischen Elementen unterscheidet vor allem die Digitalisblätter von andern narkotischen Kräutern.

Zum Vergleich wurden herangezogen: Digitalis purp. ex herb. Flückiger (prope Heidelberg), Digitalis purp. ex herb. Tschirch. u. and.

Durch gleichartiges Aussehen können zu Verwechselungen und Verfälschungen Anlafs geben die Blätter von:

Digitalis grandifl. L.,
  ambigua Murr,
„   *lutea* L.,
Salvia Sclarea L.,

---

*) T s c h i r c h, Angewandte Pflanzenanatomie Fig. 373, S. 324.

Verbascum nigr. L.,

  phlomoides L.,

  Lychnitis L.,

  Thapsus L.,

  Thapsiforme Schrader,

Conyza squarrosa L.,

Symphytum officinale L.,

Teucrium Scorodonia L.,

Fol. Matico.

Digitalis grandiflora L.

Die Blätter sind länglich oder länglich lanzettlich, die unteren spitz in den Blattstiel verschmälert, die oberen zugespitzt, am Grunde abgerundet und halb stengelumfassend, am Rande feinzähnig gesägt.

Die Blattzähne sind als relativ kleine, vorgestülpte Kegel entwickelt, in die schräg von unten her ein pinselförmig verbreitertes Nervenende eintritt. (Fig. 17.) An der Spitze liegt eine Wasserspalte.

Unterscheidende Merkmale sind ferner in der von Dig. purp. abweichenden Art der Behaarung zu suchen.

Schon die makroskopische Betrachtung läfst die minimale Behaarung des Blattes erkennen. Während bei Dig. purp. die ganze Blattfläche dicht behaart ist, beschränkt sich hier die Trichombildung hauptsächlich auf den Blattrand und die Nerven. Auf der Oberseite weisen die Seitennerven, wenn auch nur schwache, so doch dichtere Behaarung auf, als wie der Hauptnerv, auf der Unterseite hingegen ist die Behaarung des Haupt- und der Seitennerven ganz erheblich stark.

Am Rande treten die längsten Haare auf, sie werden oft bis zehngliederig, sind dünnwandig, schwach umgebogen, dicht mit Cutikularwärzchen besetzt. Nicht selten gewinnen sie ein charakteristisches Aussehen durch eigentümliche Bildungen, indem abwechselnd einige Glieder der Haare fadenartig zusammenschrumpfen, während die andern ihre ursprüngliche, cylindrische, tonnenförmige Form beibehalten. Auf der sonst kahlen Blattfläche und den Nerven finden sich aufserdem noch kurzgestielte Drüsenhaare mit ein- oder zweizelligem Köpfchen vereinzelt.

Die Epidermis der Blattoberseite besteht aus Zellen mit fast geraden oder mehr oder weniger stark wellig verbogenen Seitenwänden. Stomata sind nur wenige vorhanden. Die Zellen der unteren Epidermis haben stark wellig verbogene Seitenwände, Spaltöffnungen sind zahlreich.

Den Querschnitt charakterisiert eine Schicht kurzer Palissadenzellen und ein lockeres Schwammparenchym. Das kleine, zarte Gefäßbündel des Blattrandes wechselt in seiner Lage, bald liegt es weit von der Randkrümmung entfernt, bald in derselben. Die Epidermis der Blattoberseite verläuft stark wellig und ist fein gezähnt. —

Das Hauptgefäßbündel nimmt entweder eine spitze dreieckige Form an oder ist schwach gebogen und liegt wie bei Digit. purp. einem weitlumigen, dünnwandigen Grundparenchym eingebettet. Mitunter treten zwei Bündel auf. Der Gefäßteil wird vom Phloem durch einen mehrreihigen gelben Cambiumstreifen deutlich abgegrenzt. Oberhalb des Xylems erscheint das kleinzellige Gewebe schwach collenchymatisch verdickt. Die obere Blattfläche ist entweder schwach konvex oder zeigt eine mehr oder minder starke Vertiefung.

Digit. grandifl. wächst auf steinigen Bergabhängen im südlichen und mittleren Europa.

Es standen mir mehrere Exemplare zur Verfügung: Digit. grandifl. ex herb. Flückiger, Digit. grandifl. in Alpium vallibus etiam circa Bernam, Digit. grandifl. prope Thun u. and.

Digitalis ambigua Murr.

Die Blätter sind mehr lanzettlich, zugespitzt, schmal kurzgestielt oder sitzend, weniger runzlig.

Die Blattzähne sind ebenfalls relativ klein, weichen aber im Bau von Dig. grandiflora ab; äußerst schwach entwickelte Zähne wechseln mit deutlicher hervortretenden, dreieckigen ab. (Fig. 18.) Das unterscheidende Merkmal liegt in der Gabelung, die der schräg von unten her eintretende Zahnnerv im Zahne beständig erleidet. In der Zahnspitze traten 2—3 Wasserspalten auf.

Die Behaarung ist schwach ausgebildet. Auf der Oberseite erscheint das Blatt fast kahl, auf den Nerven findet man ganz vereinzelt stehende Haare, ebenso am Rande einige. Auf der Unterseite hingegen ist die Behaarung speziell auf dem Hauptnerven und den Seitennerven etwas stärker wie am Rande. Die Form der eigentümlich ausgebildeten Haare ist dieselbe, gewöhnlich sind sie kürzer, werden im höchsten Falle 6—7 zellig. Drüsenhaare sind nur spärlich. Im übrigen gleicht *D. ambigua* in den meisten anatomischen Beziehungen der vorher beschriebenen Art.

Einen kleinen Unterschied läſst das Hauptgefäſsbündel in seiner Gestalt erkennen, es ist halbkreisförmig, an der oberen Blattfläche eben.

Vergleiche wurden angestellt bei: Digit. ambig. ex herb. Brunner (Hasli im Grund); Digit. ambig. ex herb. Brunner (in Silesia) Dig. ambig. ex herb. Brunner, (Harz); Digit. ambig. ex herb. Brunner u. and.

Digitalis lutea L.

Die Blätter sind sehr klein, lanzettlich, kurzgestielt, am Rande gezähnt.

Der im Zahn sich pinselartig verbreiternde Nerv bildet zwar auch eine starke Gabelung, tritt aber nicht immer so deutlich und beständig hervor, wie dies bei *Dig. ambig.* der Fall war. In der Zahnspitze liegen auf der Oberseite gewöhnlich zwei Wasserspalten.

Sie ist leicht zu unterscheiden von den vorher genannten Arten durch den fast gänzlichen Mangel der Behaarung ober- wie unterseits. Ganz vereinzelt findet sich hier und da ein mittellanges oder ein 1—2zelliges Köpfchenhaar.

Im übrigen vereinigt sie dieselben anatomischen Eigenschaften der vorigen Arten. Stomata fehlen auf der Oberseite.

Im Querschnitt zeigt die Epidermis beiderseits eine wellige Struktur, welche Eigentümlichkeit auf der Oberseite und nach dem Blattrande hin stärker hervortritt als wie auf der Unterseite.

Auch das Hauptgefäſsbündel weist ein charakteristisches Merkmal auf. Dasselbe ist von halbkreisförmiger Gestalt und wird unterhalb von einer sich deutlich vom parenchymatischen Grundgewebe abhebenden starken Stärkescheide umgeben. Auf der Unterseite der Mittelrippe zeigen sich vereinzelt Drüsenhaare.

Es standen mehrere Exemplare zur Verfügung: *Digit. lutea* ex herb. Flückiger e. Emmenthal; *Digit. lutea* ex herb. Brunner; *Digit. lutea* ex herb. Brunner in Jurafso prope Rochefort; *Digit. lutea* ex herb. Brunner, Salom. Aug. 1819 u. and.

Salvia Sclarea L.

Die Blätter sind herzeiförmig oder herzlänglich, zugespitzt, runzlig, die unteren langgestielt, die oberen kurzgestielt, unterhalb der Blattbasis ist der Stengel abgeflacht, am Rande gekerbt.

Die Kerbzähne haben grofse Aehnlichkeit mit denen von *Digit. purp.*, jedoch bei genauer Betrachtung lassen sich Unterschiede immerhin feststellen. Während bei *Digit. purp.* die Nerven besonders stark in den Zähnen hervortreten, ist dies bei *Salvia Sclarea* weniger der Fall. Die breiten, grofsen Blattzähne lassen ferner nicht das abgeschnürte, knorplige Spitzchen so deutlich hervortreten. Vom pinselartig sich im Zahn verbreiternden Bündelende gehen bogige Randnerven ab und bilden mit den an den Zahnnerv sich fast im rechten Winkel ansetzenden Seitennerven je ein gewölbtes Dreieck. (Fig. 19.)

Auch sind es wiederum die Trichombildungen, welche charakteristische Merkmale bieten. Die Haare sind im Gegensatz zu *Digit. purp.* scharf zugespitzt mit derben Wandungen, auch zuweilen gekrümmt, ihre Oberfläche ist mit Cuticularwärzchen dicht besetzt, die aber auf der stark verbreiterten Fufszelle schwächer auftreten, welche zwischen zwei Epidermiszellen wie hineingeschoben erscheint. — Meist sind dieselben 2—4gliedrig, sowohl am Rande, wie auf der Blattfläche, seltener 5—6zellig. Selten bemerkt man die aus dünnen, fadenförmigen und dicken cylindrischen Gliedern zusammengesetzten Haare, die fast nur am Rande auftreten. Aufserdem sind grofse, kurzgestielte Oeldrüsen vom Bau des Labiatentypus auf beiden Blattflächen zahlreich, kleine Drüsenhaare mit ein- und zweizelligen Köpfchen bedecken in ziemlicher Menge beide Seiten, namentlich die Nerven, und kurze, 1—2zellige Borsten sind nicht selten.

Die Epidermis ist auf der Oberseite aus polygonalen, unregelmäfsigen Zellen, die über den Nerven gestreckt sind, auf der Unterseite aus wellig polygonalen zusammengefügt, zwischen welchen beiderseits, unten jedoch zahlreicher, Spaltöffnungen liegen.

Der Querschnitt zeigt uns eine einreihige Palissadenschicht und ein aus zwei Zelllagen zusammengesetztes, durchlüftetes Schwammparenchym, dessen Elemente sich dadurch auszeichnen, daß sie langgestreckt und mit kurzen Seitenästen versehen sind.

Im Blattrand ist ein Gefäßbündel vorhanden, die Epidermis hier dickwandiger als an andern Stellen.

Das Hauptgefäßbündel zeigt gegenüber dem von *Digit. purp.* ein abweichendes Verhalten. Dasselbe liegt mehr nach unten als zur Mitte zu und wird rings von einer Parenchymscheide umgeben. Oberhalb wird es von einem unter der Epidermis befindlichen zweireihigen Collenchymbeleg begrenzt, ebenso unterhalb von einem kräftigen Collenchymstrang geschützt. Zu beiden Seiten des Hauptnerven verlaufen kleinere Gefäßbündel mit Collenchymbelegen.

Vorstehende Resultate vermittelten die Exemplare: *Salv. Sclarea* L. ex herb. Flückiger, in Württemberg gepflanzt. Salv. Sclarea L. Société helvétique. Koch Syn Ed. III p. 480. Lieux incultes à Sion (Valais). Alt. 520. m. Salv. Sclarea hort. Götting. Julio 1818 ex herb. Brunner.

Verbascum nigr. L.

Die untern Blätter des Stengels sind länglich eirund, am Grunde herzförmig, langgestielt, die oberen eirund-länglich, kürzer gestielt bis fast sitzend, oberseits dunkelgrün, unterseits mit mehr gelblichem Filze, mit stark hervorgezogener Spitze, dicklich steif.

Die Randzähne zeigen im Gegensatz zu denen von *Digit. purp.* einen ganz abweichenden Bau (Fig. 20), sind breit, stumpf abgerundet Ein starker Nerv tritt von unten her in den Zahn, an welchen sich bogenförmig zwei kräftige Randnerven ansetzen, während längs derselben dann noch je ein zweiter deutlich ausgesprochener Randnerv verläuft, d r bei *Digit. purp.* nur selten oder schwach angedeutet ist.

Zieht man auch hier wiederum die Behaarung in Betracht, so ist eine Verwechselung durch das Vorkommen der den *Verbascum*blättern eigenen Sternhaare ausgeschlossen, welche das sofortige Erkennen derselben ermöglichen. Alle übrigen zur Verfälschung dienenden Blätter weisen eine derartige Behaarung nicht auf. Die Sternhaare zeigen eine mehrfache Verzweigung. Auf geradem, ein- bis dreifach geteiltem, unten verbreitertem Fuß, breiten sie sich von einer Ansatzstelle quirlartig aus. Es können sich diese Quirle 4—5 mal wiederholen. Die Zahl der Sternarme beläuft sich auf 2—8. Auf beiden Blattflächen, deren obere schwächer behaart ist, als die untere, sind die Haare 2—3 armig, einfach, selten zweifach quirlig, während auf den Nerven eine Mehrarmigkeit vorherrscht und demgemäfs auch mehrere quirlartige Ansatzstellen zu beobachten sind. — Aufserdem macht sich noch eine zweite Form von Haarbildungen bemerkbar. — Von Drüsenhaaren treten kurzgestielte mit rundem ein- oder zweizelligen Köpfchen und langgestielte mit einem abgeflachten Köpfchen auf, die sich vornehmlich auf den Nerven vorfinden.

Die Oberhaut des Blattes besitzt oberseits wellige polygonale, unterseits wellig polygonale bis buchtig begrenzte Epidermiszellen und beiderseits Spaltöffnungen, die unten sehr zahlreich und gleichmäfsig verteilt sind. Die Zellen über den Nerven sind gestreckt.

Im Querschnitt liegen unter der oberen Epidermis zwei bis drei Reihen Palissadenzellen und nach unten ein reich durchlüftetes Merenchym.

Im Mediannerv zeigen die Epidermiszellen der oberen schwach concaven Blattfläche nach unten zu starke Verdickung, ihnen schliefst sich eine zweite Schicht gleich grofser Zellen an; dieses subepidermale Gewebe hebt sich scharf von dem darunter befindlichen, ziemlich grofszelligen Nervenparenchym ab. In letzterem liegt ein nach ähnlichem Typus wie bei *Dig. purp.* gebautes, bogenförmiges Gefäfsbündel. Zu beiden Seiten desselben liegen zumeist kleinere Gefäfsbündel. Mit der unteren Epidermis verbindet ein subepidermaler Collenchympanzer das den Gefäfsstrang umgebende Parenchym.

Es lagen mir zwei Proben vor: Verb. nigr. L. ex herb. Guthnick, mit sehr schwacher Behaarung, oberseits kahl, unterseits etwas dichter. Verb. nigr. L. ex herb. Brunner.

Verbascum phlomoides L.

Die Blätter sind beiderseits dicht gelblich filzig, spitz bis zugespitzt, länglich oval oder elliptisch, die unteren sind in den Blattstiel verschmälert, die oberen sitzend, am Rande gekerbt.

Bei den verschiedenen mir zur Verfügung stehenden Exemplaren zeigten die Blattzähne derselben einen gänzlich von einander abweichenden Bau. Die Blätter von Verb. phlomoides L. Spec. I p. 255. M. et K. Deutsch. Fl. II p. 207 p. 682. erscheinen bei makroskopischer Betrachtung ganzrandig. Die stark filzige Behaarung ließ nur spärlich die Blattzähne erkennen. Zur Beobachtung der Nerven mußten die Haare mittelst eines Scalpells entfernt werden, nachdem sie zuvor mit Wasser längere Zeit gekocht worden waren.

Es zeigte sich, daß die Zähne nur schwach angedeutet waren. (Fig. 21). Ein zarter, äußerer Nerv zieht sich längs des stark behaarten Randes hin und anastomosiert mit dem zu ihm parallel verlaufenden, inneren Randnerven.

Ein anderes Bild geben die Blattzähne von *Verb. phlomoides* L. *condensatum Schrader* ex herb. Guthnick. Dieselben sind sehr groß, stumpf abgerundet, ein kräftiger Nerv tritt von unten her in den Zahn, an dessen Spitze sich zwei schlanke Randnerven in mäßiger Entfernung vom Zahnnerv anlegen, die mit dem fast rechtwinklig vom letzteren abgehenden Seitennerven je ein Dreieck bilden. Eine dritte Verschiedenheit machte sich geltend bei *Verb. phlomoides* L. Schrader (Pfalz). Diese neigte eher zu *Dig. purp.* hin. Das knorplige Spitzchen trat nur selten deutlich hervor, war nur schwach angedeutet; was Form und Nervatur der Zähne anbelangt, ist das Verhalten auch ein von *Digital.* abweichendes; dieselben sind kleiner, breiter, der Randnerv macht sich deutlich bemerkbar.

In anatomischen Beziehungen gleicht sie fast der vorher beschriebenen, nur in der Behaarung und auch im Querschnitt läßt sich ein kleiner Unterschied nachweisen. Während auf der Blattfläche von *Verb. nigr.* die 2—3 Armigkeit der Sternhaare vorherrscht, macht sich hier ein vermehrtes Auftreten der Arme geltend, die 5 bis 9 Armigkeit bildet die Regel. Außerdem wiederholen sich auf dreifach geteiltem Fuß die Quirlansätze gewöhnlich 2—3 mal. Der Hauptnerv ist auf der Unterseite stärker behaart als auf der Oberseite, desgleichen die unterseits kräftig hervortretenden Seitennerven, die übrige Blattfläche sonst gleichmäßig. Auch Drüsenhaare waren zahlreich.

Der Querschnitt weist ein 3—4 reihiges Palissadenparenchym und ein mehrreihiges, aus enganeinanderschließenden Zellen bestehendes Merenchym auf. Ein weiteres Charakteristikum bietet uns die Gestalt des Hauptgefäßbündels. Dasselbe hat eine nierenförmige

Gestalt und wird von Strahlen des Holzparenchyms durchsetzt, so
dafs das Hauptgefäfsbündel in mehrere Einzel-Bündel geteilt erscheint.
Unter der oberen, vertieften Blattfläche ist die subepidermale Zell-
schicht mehrreihig, weniger regelmäfsig ausgebildet und hebt sich
nicht so scharf ab wie bei *Verb. nigrum.*

Verbascum Lychnitis L.

Die Blätter sind elliptisch - länglich bis eiförmig - lanzettlich,
sehr dünn, die unteren in den Blattstiel verschmälert, die übrigen
kürzer gestielt, die oberen meist sitzend.

Grofse, mächtig hervortretende Blattzähne wechseln mit kleinen
ab, sind stumpf abgerundet und zeigen an der Spitze eine schwachwellige Vertiefung (Fig. 22). An die Spitze des von unten her in
den Zahn eintretenden Hauptnerven setzen sich stark bogig bis
halbkreisförmig zwei Randnerven an und bilden mit den vom Zahnnerv seitlich abgehenden Sekundärnerven gewölbte Vierecke.

Diese Beobachtungen waren gemacht aus den Exemplaren von
Verb. lychnitis ex herb. Brunner, prope Pragam; Verb. lychnitis ex
herb. Brunner, Bois de Boulogne, Verb. lychnitis ex herb. Guthnick,
prope Bern; Verb. lychnitis circa Bernam.

Die Behaarung war bei allen eine gleichmäfsige, aber erheblich
schwächer wie bei *V. phlomoides,* die Haarformen die gleichen.
Besonders die Oberseite war ziemlich kahl, ebenso der Rand sehr
schwach behaart, die Unterseite erheblich stärker, grauweifs filzig;
sonst kommt *Verb. Lychnitis* im anatomischen Verhalten der
vorherbeschriebenen Art gleich.

Das Hauptgefäfsbündel weist noch ein Charakteristicum auf.
Dasselbe hat ähnlichen Bau wie das von *Verb. phlomoid.,* ist
aber nicht von Parenchymstrahlen durchsetzt, wohl aber läfst es eine
mehrreihige Cambiumzone erkennen.

Verbascum Thapsus L.
(V. Schraderi G. Meyer.)

Die Blätter haben eine länglich bis lanzettlich-längliche Gestalt, besonders die unteren, sind in den Blattstiel verschmälert,
stumpf, die mittleren und oberen sind lanzettlich oder eirund-lanzettlich, etwas spitz.

Die beiderseits dicht gelblich-filzige Behaarung, die besonders den Hauptnerv und die hervortretenden Seitennerven stark bedeckt, macht auch hier zur Erkennung der Blattzähne bezüglich deren Nervatur die Entfernung der Haare notwendig.

Am Rande waren die Kerbzähne meistens nur schwach angedeutet, breit und wenig hervortretend. Bei allen machte sich der Typus geltend, dafs die an die Spitze des Zahnnervs ansetzenden Randnerven einen flachen bis schwach bogigen Verlauf nahmen. (Fig. 23).

Im übrigen weist sie dieselben anatomischen Eigenschaften wie die vorherbeschriebenen Arten auf.

Im Querschnitt ist die äufsere Gestaltung der Mittelrippen dieselbe wie bei *V. phlomoides;* das Hauptgefäfsbündel aber zeigt denselben Bau wie das von *Verb. nigr.*

Zwei Exemplare standen zur Verfügung : Verb. Thapsus ex herb. Flückiger; Verb. Thapsus L. Hall n. 581 ad vias Vallesiae inferioris.

Verbascum thapsiforme (Schrader).

Die Blätter sind der vorigen Art sehr ähnlich, doch leicht von ihnen durch ihre Gestalt und die Kerbzähne zu unterscheiden. Sie sind breiter, länglich-elliptisch, spitz bis zugespitzt, auf beiden Seiten filzig mit den gleichen Haarformen, tiefer gekerbt. Die Behaarung aber trat nicht in so erheblichem Mafse auf, wie bei *V. phlomoides,* immerhin bedurfte es der Beseitigung der Haare zur Erkennung der Nerven. Während bei allen bisher beobachteten *Verbascum*arten die Zähne eng aneinander gereiht waren, treten sie hier in weiten Abständen von einander auf (Fig. 24). Durch das kräftigere Hervortreten der Zähne weicht auch die Nervatur etwas ab. Die Randnerven gehen von dem pinselförmig verbreiterten Nervenrande in spitzerem Winkel ab. Sie teilt sonst ihre anatomischen Eigenschaften mit den anderen *Verbascum*arten.

Im Querschnitt des Primärnerven liegt ein hufeisenförmig gebogenes Gefäfsbündel; die obere Blattfläche ist schwach konkav.

Stellt man einen Vergleich hinsichtlich der Gestaltung des Querschnittes der Hauptgefäfsbündel der beschriebenen *Verbascum*arten an, so ist nicht zu verkennen, dafs in der Reihenfolge *Verb. nigr. — thapsus — thapsiforme — Lychnitis — phlomoides* ein allmählicher Uebergang von der halbkreisförmigen zur nierenförmigen Gestalt stattfindet.

Conyza squarrosa L.
(Inula Conyza DC.)

Die Blätter sind elliptisch oder eilanzettlich, stumpf abgerundet, mit einem kleinen, aufgesetzten knorpligen Spitzchen, die unteren verschmälern sich in den Blattstiel, sind grofs, 15—25 cm. lang, die oberen kleiner, schmäler, sitzend. Sie erscheinen bei makroskopischer Betrachtung fast ganzrandig und lassen ihre relativ kleinen Zähne nur schwach hervortreten. Die letzeren weichen in ihrem Bau ganz von *Digit. purp.* ab, zeigen aber grofse Aehnlichkeit mit *Digit. lutea.* In den kleinen Zahn (Fig. 25) tritt schräg von unten her ein starker, pinselartig sich verbreitender Nerv ein, von den zwei Randnerven bogig abgehen.

Ferner bieten uns die Trichombildungen in ihrer eigentümlichen Form ein wichtiges Charakteristikum. Die eine Art von Haaren ist dünner, läuft in eine scharfe, lange, etwas bogige Spitze aus, die andere ist dicker und entweder an einer Stelle abgerundet oder abgebrochen; in letzterem Falle gewinnt es den Eindruck, als ob das dünnwandige Endglied bei weiterer Entwicklung an der Verbindungsstelle gelöst wurde und abgefallen ist, welche eine gerade, zu den Seitenwänden rechtwinklig stehende Linie bildet, und dort eine Verdickung eingetreten ist. Dadurch wird die Vermutung nahe gelegt, dafs die stumpfendigende Form aus der spitzen hervorgegangen ist. Für diese Annahme spricht auch der Umstand, dafs die abgebrochenen Haare mehr am Rande auftreten, der nicht allzustark behaart ist, und sich seltener auf der Blattflächevorfinden, die spitzen dagegen sehr zahlreich auf letzterer erscheinen. Die Verteilung dieser Haare ist auf beiden Seiten ziemlich gleichmäfsig. — Die Fufszellen derselben sind im Vergleich zum Endgliede sehr kurz, stark verbreitert, farblos und verschleimen, die Glieder an den Ansatzstellen starkwandig, ein wenig angeschwollen. Es beläuft sich ihre Anzahl auf 2—4, seltener 5. — Ferner trägt die Blattfläche noch auf beiden Seiten Drüsenhaare; die 5—6 einzelnen Glieder sind kurz, bedeutend breiter als hoch, in ihrer ganzen Länge gleich breit, häufig in Doppelreihen angeordnet.

3*

In der Flächenansicht setzt sich die Epidermis aus beiderseitig wellig-polygonalen bis wellig-buchtigen Zellen und Spaltöffnungen zusammen, welch' letztere sich unterseits in bedeutenderer Menge vorfinden. Ueber den Nerven sind die Zellen gestreckt.

Der Querschnitt der Blattfläche enthält ein oberes Palissaden- und ein gleichbreites unteres Schwammgewebe.

Der Hauptnerv trägt ein in der Mitte gelegenes, starkes Gefäfsbündel von kreisartiger Gestalt, dessen Gefäfse in radialen Reihen angeordnet sind, und zu beiden Seiten liegt je ein kleiner durch Parenchym von demselben getrennter Gefäfsstrang.

Haupt- sowie Nebenbündel weisen sclerenchymatische Elemente auf. Dieselben sind im Hauptbündel beiderseitig zerstreut angeordnet, bilden aber in den Nebenbündeln sowohl ober- wie unterhalb kräftige Belege, oder treten an der untern Seite des Phloems vereinzelt auf und als Beleg oberhalb des Xylems. — Selten ist das Hauptgefäfs- bündel seitlich durch eine Lage kleinzelliger Holzparenchymzellen durchsetzt.

Hervorzuheben ist das Auftreten einer deutlichen Cambiumzone im Hauptgefäfsbündel.

Ein grofszelliges, dünnwandiges, chlorophyllfreies Parenchym füllt den Raum bis zur Epidermis aus, an die sich beiderseitig ein collenchymatischer Beleg anlegt. Die obere Blattfläche des Haupt- nerven ist convex gewölbt oder zeigt einen welligen Verlauf. Die Unterseite desselben ist stark behaart, die Haare sind meist ab- gebrochen.

Es lagen mir mehrere Exemplare vor:
Conyza squarrosa ex herb. von Büren; *Conyza squarrosa* ex herb. Brunner, in arce Kynast, Silesia; *Conyza squarrosa* ex herb. Brunner, Bantiger.

Symphytum officinale L.

Die Blätter sind spitz, ganzrandig, die Wurzel- und unteren Stengelblätter eirund-lanzettlich, gestielt, die oberen Stengelblätter sitzend, lanzettlich, mit dickem, auf der Unterseite stark vorstehendem, weifslich behaartem Mittelnerv.

Auch hier machen wiederum die Trichombildungen eine Unter- scheidung von *Digit. purp.* möglich und gestalten sich auf der

Unterseite anders wie auf der Oberseite. Auf ersterer sind die Haare klein, ihre Wandungen parallel. Sie besitzen eine umgebogene Spitze und eine konstante Länge. Auf der Oberseite sind die Haare einem vielzelligen, erhöhten Polster aufgesetzt, ihre Wandungen neigen sich schon von dem stark verbreiterten Fuß einander zu und endigen in eine lange, gerade Spitze. Sie variieren in ihrer Länge ganz bedeutend, entweder kommen kurze, bogig gekrümmte oder sehr lange Haare vor. Die langen, die sich vornehmlich auf dem Hauptnerven und den Seitennerven vorfinden, weisen aber noch eine andere Eigentümlichkeit auf, die darin besteht, daß sie entweder einzellig, starkwandig oder aber durch dazwischenliegende gerade, seltener schiefe Querwände geteilt sind und dadurch 1—3zellig werden, und an diesen sich loszulösen beginnen. — Ferner beobachtet man lange Haare, die eine cylindrische Form besitzen und wiederholt Einknickungen zeigen, an welchen sich die Haare krümmen, ähnlich wie bei *Dig. grandifl.* — Ihre Cuticula zeigt mitunter scharfe Längsstreifung. Die Haare am Rande sind stark bogig gekrümmt, zeigen denselben Bau und die Größe wie die Nervenhaare, nur liegt ein Unterschied darin, daß der Fuß weniger deutlich ausgebildet ist. — Das Vorkommen kleiner Köpfchenhaare ist nur spärlich, etwas zahlreicher auf den Nerven der Unterseite.

In der Flächenansicht wellig polygonale Zellen bilden beiderseits die Epidermis, welche Stomata enthält, die auf der untern Blattfläche zahlreicher sind. Auf letzterer sind die Zellen über den Nerven gestreckt.

Der Querschnitt zeigte einen geraden, bei einem Exemplar (*Symph. off.* ex herb. Brunner — Wendland 1823) einen umgebogenen Blattrand, ein unter der oberen Epidermis befindliches, sehr lockeres Palissaden- und ein großlückiges Merenchym.

Der Hauptnerv ist nach ähnlichem Typus gebaut, wie bei *Conyza:* ein kräftiges Hauptgefäßbündel und zu beiden Seiten zwei kleinere Einzelbündel.

Meine Beobachtungen machte ich an mehreren Exemplaren, die ein übereinstimmendes Verhalten zeigten:

Symphyt. off. ex herb. Brunner (Wendland 1823); Symphyt. off. ex herb. Brunner prope Bernam; Symphyt. off. in paludibus prope Belp 1839.

Teucrium Scorodonia L.

Die Blätter sind gestielt, herzförmig länglich, dunkelgrün, tief eingeschnitten gekerbt, sehr dünn.

Die Blattzähne zeigen grofe Aehnlichkeit mit denen von Dig. purp. ihr Bau und die zu ihnen in Beziehung stehende Nervatur läfst aber deutliche Unterschiede hervortreten. (Fig. 26). Sie sind breiter scharf gewölbt und kräftig hervortretend, greifen mit tiefen Einschnitten in die Blattfläche ein, sind stumpf abgerundet, das knorplige Spitzchen nur schwach angedeutet. In der Nervatur beruht der Unterschied darin, dafs die unter spitzem Winkel von der Spitze des Zahnnervs ausgehenden Randnerven einen mehr geradlinigen, als schwach bogigen Verlauf nehmen und längs derselben noch je ein zweiter, ausgesprochener Randnerv auftritt. Ueber dem breiten Ende in der Zahnspitze sind Wasserspalten zahlreich, meist zu 3, seltener 5, zuweilen tritt auch auf der Unterseite in der Spitze eine Wasserspalte auf.

Charakteristisch sind zwei der Epidermis aufgesetzte Arten von Haaren: gewöhnliche Trichome und Oeldrüsen. — Die ersteren bedecken die obere Blattfläche gleichmäfsig. Auf der Unterseite weisen die hervortretenden Nerven eine dichtere Behaarung auf als die Fläche, die Nervenhaare übertreffen die anderen erheblich an Länge. Sie laufen spitzer zu als wie bei *Digitalis,* sind starkwandiger, meist drei-, selten vierzellig, ihre Cuticula mit stark hervortretenden Cuticularwärzchen dicht besetzt. Seltener findet man spitze, einzellige Borstenhärchen, sowie kurze gekrümmte Haare. Die das Haar an der Basis rings umgebenden Epidermiszellen sind kranzartig angeordnet, über den Nerven sind die Zellen gestreckt polygonal.

Ferner sind kleine Drüsenhaare mit einzelligem Köpfchen und zweizelligem Stiel oder kurzgestielte mit zweizelligem Köpfchen zahlreich auf den beiden Blattflächen verteilt. An diese schliefsen sich die kurzgestielten Oeldrüsen mit 2—4 Secernierungszellen an; sie liegen dicht nebeneinander auf beiden Blattseiten, in gröfserer Anzahl auf der Unterseite. Sie erscheinen in der Flächenansicht kugelrund, grofs, durchsichtig hell, inhaltsfrei.

Oberseits ist die Epidermis aus polygonalen Tafelzellen und vereinzelt liegenden Spaltöffnungen gebildet, während auf der Unterseite die Stomata zwischen buchtigen Zellen liegen.

Auf dem Querschnitt erscheint der Blattrand gerade oder schwach umgebogen, die untere Epidermis gewölbt, das obere Blattgewebe wird von einer die Hälfte des Blattdurchmessers einnehmenden Palissadenschicht gebildet.

Im Hauptnerv nimmt das Gefäfsbündel eine mannigfache Form an. Entweder tritt ein einziges Bündel von nierenförmiger Gestalt auf, dessen Holzkern aus radialen Gefäfsreihen kräftiger ausgebildet ist, als der Siebteil, oder aber es ist bogenförmig bis kreisartig mit gleichmäfsig angeordneten Gefäfsreihen und öfters in zwei einzelne, durch Parenchym getrennte Gefäfsbündel geteilt.

Die Bündel liegen ähnlich wie bei den vorherbeschriebenen Blättern in ein grofszelliges Parenchym eingebettet. Bei allen machte sich im Querschnittsbilde am Hauptnerv eine mehr oder minder starke obere Vertiefung geltend. Nicht selten verläuft die convexe untere Blattfläche wellig oder zeigt tiefe Einschnitte.

Die mir zur Verfügung stehenden Exemplare waren: *Teucrium Scorodonia* Hall 287; *Teucrium Scorodonia* (Meudon) Paris; *Teucrium Scorodonia* e. Unterse; *Teucrium Scorodonia* forêts à Chataigne, près Montey.

Fol. Matico.

(Piper angustifol. Ruiz et Pavon (Artanthe elongata Miquel.)

Die derben, kurz gestielten Blätter, 15—20 cm lang, 4 cm breit, haben einen länglich eiförmigen Umrifs, sind kurz zugespitzt, am Rande stumpf gekerbt. Die spärlich behaarte Blattoberfläche hat ein dunkelgrünes, würfliges Aussehen, herrührend von den durch die Adern erzeugten Maschen. Die hellere Unterfläche besitzt zahlreiche, kleine, vorspringende, polygonale oder fast quadratische Maschen von bräunlicher Farbe, deren Zwischenräume mit einer dichten, weifslichen Behaarung ausgekleidet sind. Die Blätter sind fein durchscheinend punktiert.

Sie weisen in anatomischer Beziehung so viele charakteristische Merkmale auf, dafs eine Verwechselung mit *Dig. purp.* geradezu ausgeschlossen ist.

Längs des schwach gekerbten Randes (Fig. 27) verläuft dicht unter der Epidermis ein kräftiger, welliger Randnerv und bildet durch senkrechte Nervenäste mit dem nahezu parallel zu ihm sich hinziehenden innern Nerven Vierecke.

Es konzentriert sich hier die Behaarung hauptsächlich auf die Blattunterseite und den Blattrand. Auf der Oberseite ist sie nur spärlich und auf die Nerven und den Hauptnerv beschränkt. Die Haare sind starkwandig, mehrgliedrig bis 10 zellig, erreichen auf den Nerven der Unterseite, sowie am Rande bedeutende Länge und zeigen eine streifige Struktur der Cuticula. Sie laufen in eine scharfe Spitze aus, sind an den Querwänden angeschwollen, mitunter gekrümmt. Ihr verbreiterter Fuß ist häufig durch Querwände geteilt und wird dadurch mehrzellig. Auch wurden kleine Borstenhaare auf der Unterseite bemerkt, deren Vorkommen aber nur als ein spärliches zu bezeichnen ist.

In geringer Zahl waren einzellige Kopfhaare mit zweigliedrigem Stiel auf der Oberseite zu finden, selten auf der Unterseite. Die Zellen der beiderseitigen Oberhaut sind wenig von einander verschieden, die der Oberseite polygonal mit geraden Seitenwänden, die der Unterseite schwach buchtig, über den Nerven gestreckt. Stomata findet man nur unterseits, sie sind sehr zahlreich über die ganze Fläche verbreitet, erscheinen wallartig emporgehoben, durch Umlagerung von schmalen Zellen wie mit einem Hof umgeben.

Der Querschnitt führt uns in die Eigentümlichkeiten des Baues ein. Der Blattrand weist ein sehr starkes Gefäßbündel auf, ist behaart und zeigt an der Umkrümmung Spaltöffnungen. Die Palissadenschicht im oberen Blattgewebe ist nach dem Blattrande hin einreihig, auf der Blattspreite 1—2 reihig, diesem schließt sich ein lockeres Schwammparenchym an. Letzteres sowohl wie die Palissadenschicht grenzt nicht unmittelbar an die Epidermis, sondern ist von dieser durch eine Lage chlorophyllfreier Zellen, die denen der Epidermis an Größe gleichkommen, getrennt. (Hypoderm). Das obere, subepidermale Gewebe schwindet stellenweise meist dort, wo das Palissadenparenchym zweireihig auftritt. Das innere Blattgewebe, sowie auch der Hauptnerv enthält zahlreiche, große Oelräume. Das Hauptgefäßbündel wird von mehreren kleinen (4—5) durch Parenchymzellen von einander getrennten Bündeln gebildet, welche eine dreieckige Form haben und im Halbkreise angeordnet sind. In ihnen finden sich sclerenchymatische Zellen, die über dem Xylem einen mehr zusammenhängenden Beleg bilden, während das kleinzellige Phloem von zerstreut liegenden derartigen Zellen begrenzt wird. — Ein sehr breiter Streifen mehrreihigen Collenchyms verbindet die obere Epidermis mit dem grofszelligen Parenchym, in welchem auch vereinzelte Zellen mit verdickter Wand auftreten. Ebenso wird der untere Rand des Hauptnerven von einem ringsherumführenden Collenchymbeleg eingenommen. Als bemerkenswerte Eigentümlichkeit wäre noch das lokalisierte Vorkommen verschiedenster Krystallformen zu erwähnen, als Octaeder, rhombische Säulen, Tafeln, Raphiden, teils vereinzelt, teils zu Büscheln vereinigt. Besonders ist das Nervennetz in der Umgebung des Gefäfsbündels mit solchen Krystallanhäufungen stark versehen, diese sind in den Nebennerven, sowie im Assimilations- und dem übrigen Blattgewebe weniger zahlreich. Auch sieht man in den Nervenhaaren zuweilen Krystalle.

Mir stand autentisches Material zur Verfügung (Artanthe elong. Miquel, Royal botanic gardens Kew. Aug. 1867) und solches aus dem botanischen Garten von Bern.

Hatten bei F o l. D i g i t a l i s unter Berücksichtigung der Verwechselungen und Verfälschungen die Blattzähne diagnostische Verwertung gefunden, so ist bei der Gattung Conium unter gleichen Verhältnissen die Blattspitze für die Diagnose ein gutes Hilfsmittel.

2. Folia conii und ihre Verwechslungen.

C o n i u m m a c u l a t u m L.

Die Blätter sind dunkelgrün, glänzend, unterseits heller, bis 0,30 cm lang, haben dicke, runde, hohle, oben etwas kantige Stiele, sind dreifach gefiedert, die Blättchen im Umfang eirund-länglich, tief-fiederspaltig, die Segmente eingeschnitten gesägt, lanzettlich, mit kurzstachelspitzigen Sägezähnen; die oberen Blätter sind einfacher, nehmen immer mehr an Umfang ab, sind weniger gefiedert, kürzer gestielt, oder auf schmalen, randhäutigen Scheiden sitzend. Unterscheidet sich Con. mac. einerseits durch die gänzlich fehlende Behaarung von andern ähnlichen Umbelliferenblättern, die leicht zu einer Verwechslung Anlaſs geben können, so bietet uns die Blattspitze andrerseits einen für diagnostische Zwecke wichtigen Anhaltspunkt.

Dieselbe ist kegelförmig (Fig. 28), ragt ein bedeutendes Stück über die pinselartig sich verbreiternden Zahn- und Randnerven hinaus, ist durchsichtig, chlorophyllfrei. Die beiden Randnerven enden in der Spitze in ziemlich weitem Abstande vom Hauptnerv meist frei. Das Nervennetz der Blattfläche ist ein sehr verzweigtes. Bemerkenswert ist die auf jedem Blattzahn befindliche Gruppe von Wasserspalten, unter welcher der pinselartige Gefäſsstrang endigt. Die obere Epidermis setzt sich aus polygonalen, schwach welligen Zellen zusammen und ist mit wenigen Spaltöffnungen versehen. Auf der Unterseite liegen zwischen den wellig-buchtig begrenzten Epidermiszellen mit fein gestreifter Cuticula zahlreiche, groſse Spaltöffnungen.

Der Blattrand ist charakterisiert durch kleine, papillöse Ausstülpungen, die als Randzähne zu bezeichnen sind. Der Querschnitt zeigt, daſs er gerade, die Cuticula nur hier, nicht an der Lamina gefaltet ist; er läſst ferner im oberen Blattgewebe eine Reihe langer Palissadenzellen, im unteren ein lockeres Schwammparenchym erkennen. Unterhalb des im Blattrande befindlichen, zarten Randbündels tritt zuweilen ein kleiner Sekretgang auf.

Im Hauptnerv der Fiederblättchen verläuft ein starkes Gefäſsbündel von halbkreisförmiger Gestalt, dessen kräftig entwickelter Siebteil sich als breiter Streifen scharf vom Xylem abhebt; die Gefäſse desselben liegen zerstreut angeordnet. Unterseits wird es von einem subepidermalen Collenchympanzer und einem groſszelligen dünnwandigen Grundparenchym begrenzt, in welchem ein groſser Sekretgang eingebettet liegt. Ferner ist die Cuticula der Epidermis der Blattunterseite stark gefaltet, auf der Oberseite ist dies nur in der Vertiefung der Blattfläche der Fall.*)

Die zur Beobachtung herangezogenen Exemplare waren dem Flückiger- und dem Schweizer-Herbar des berner botan. Gartens und dem Tschirch'schen Herbar entnommen.

---

*) Vergl. auch den Anatomischen Atlas der Pharmakognosie von Tschirch und Oesterle. Lieferung 8.

Veranlassung zur Verwechslung und Verfälschung können geben: *Aethusa cynapium, Cicuta virosa, Chaerophyllum bulbosum* und *temulum, Anthriscus sylvestris* Hoffm.

Aethusa Cynapium L.

Die Blätter sind oberseits dunkelgrün, unterseits hellgrün und stark glänzend, zwei bis dreifach fiederteilig, die untern sind gestielt, die oberen auf länglichen, randhäutigen Scheiden sitzend, bis 20 cm lang, 15 cm breit; die Blättchen sind klein, eiförmig, fiederspaltig, mit lanzettförmigen, spitzen Abschnitten versehen.

Das charakteristische Merkmal liegt in der kurzen, hellen, mit papillösen Ausstülpungen versehenen Spitze, in welche sich die frei endenden, pinselartig sich verzweigenden Randnerven hineinziehen. Auch diese Spitze enthält zahlreiche Spaltöffnungen. Die am Rande befindlichen Trichome treten hier viel kräftiger hervor. (Fig. 29.)

Die Zellen der oberen Epidermis sind polygonal wellig, die der unteren wellig polygonal bis stark buchtig, ihre Cuticula gestreift. Spaltöffnungen sind auf beiden Seiten, besonders auf der Unterseite zahlreich vorhanden. Auf dem Querschnitt erscheint der Blattrand gerade, nur einige sehr kleine Kegelhaare sind an ihm aufzufinden, die Cuticula ist nicht nur an der Randkrümmung, sondern auch an der Lamina, dort aber schwächer gefaltet. Die Palissadenzellen sind einreihig, nehmen etwa die Hälfte des Blattdurchmessers ein, das Schwammparenchym ist locker, reichlich durchlüftet. Stets liegt im Rande ein kleiner Sekretgang.

Im Mittelnerv fehlt der subepidermale Collenchympanzer, er enthält aber einen in das Grundparenchym eingebetteten, grofsen Sekretgang. Der oberen Epidermis waren in der Regel zwei mittellange, einzellige, mit kleinen Cuticularwärzchen dicht besetzte, spitze Haare eingefügt. Ueber dem Hauptnerven ist die Cuticula der Epidermis der Blattunterseite stärker gefaltet wie auf der Oberseite. Das Material entstammte dem Herbar von Flückiger.

Cicuta virosa L.

Die langgestielten, grundständigen Blätter sind bis 75 cm lang, im Umfang länglich, doppelt bis dreifach gefiedert, ihre Blättchen 2—3 teilig, schmal lanzettlich, spitz und scharf gesägt.

Die schwach hyalin erscheinende Spitze der Zähne ist weit hinausgezogen (Fig. 30) und mit einem Kranz von Papillen besetzt. Der sehr kräftige, sich pinselartig verbreiternde Hauptnerv vereinigt sich mit den beiden starken Randnerven und zieht sich tief in die Spitze hinein, die ebenfalls eine ganze Gruppe von Spaltöffnungen führt. Der Mittelnerv ist zudem noch reichlich, schwächer die Randnerven, mit kurzen, einzelligen Papillen besetzt, deren Cuticula mit feinen Wärzchen dicht besetzt ist. In die Spitze gehen im typischen Falle vom Hauptnerven gar keine Seitennerven ab. Nicht allein in der Spitze, sondern auch auf der Blattfläche gestaltet sich das Nervennetz zu einem sehr einfachen; fast gar keine Gabelung der Nerven ist sichtbar. Erst in weiter Entfernung von der Blattspitze treten schwache Nerven auf, deren Verzweigung eine sehr geringe ist.

Am Blattrande liegen äußerst kurze, spitze Trichome. Der Querschnitt zeigt, daß der Rand bald gerade, bald ziemlich stark umgebogen ist, er läßt ferner eine Schicht sehr kurzer Palissadenzellen und ein lockeres Schwammparenchym erkennen. Die Mittelrippe enthält ein bikollaterales Gefäßbündel von ovaler Gestalt, unterhalb desselben liegt in der Regel ein großer und zwei kleinere schizogene Sekretgänge, oberhalb tritt aber stets nur ein einziger kleiner Gang auf. Auf der Oberseite wird das Hauptgefäßbündel durch eine hügelartige Erhebung eines dichten Collenchymgewebes begrenzt, ebenso ist unterseits der stark vorspringende Teil des Mittelnerven mit einem starken Collenchymbeleg versehen. Die Cuticula der Epidermis der Blattunter- wie Oberseite ist gefaltet, nur schwach zeigen sich die Cuticularfaltungen beiderseitig auf der Epidermis der Blattspreite.

Die Epidermis ist beiderseits in der Flächenansicht aus polygonalen Tafelzellen zusammengefügt, zwischen welchen Spaltöffnungen liegen, die unten sehr zahlreich sind. Ueber den Nerven sind die Zellen gestreckt.

Es ließen sich diese Thatsachen feststellen an Exemplaren: Cic. vir. ex herb. Schaerer, Cic. vir. ex herb. Flückiger, Cic. vir. ex herb. Tschirch, Cic. vir. e regione Katzensee prope Zürich.

Anthriscus sylvestris Hoffm.

Die Blätter sind drei- und mehrfach gefiedert, 15—20 cm lang, glänzend, die Blättchen eirund-länglich, spitz, fiederspaltig, ihre letzten lineallanzettlichen Segmente endigen mit einem sehr kleinen, etwas durchsichtig erscheinenden, schwach papillös ausgebildeten Stachelspitzchen. Die unteren Blätter sind gestielt, die oberen auf ihren Scheiden sitzend. —

Das charakteristische Merkmal der Blattspitze ist darin zu erkennen, daſs sie sehr klein ist und daſs das ihr aufgesetzte Kegelhaar (mit feinen Cuticularwärzchen) im typischen Falle nicht an der Spitze sitzt, sondern mehr auf die Seite gerückt ist. (Fig. 31.)

Auf der sonst kahlen Blattfläche konzentrieren sich die Haarbildungen auf die Nerven und den Blattrand. Am Rande befinden sich zahlreiche, meist kurze Kegelhaare, auf dem Hauptnerv dagegen sind sie etwas länger. Der Querschnitt beweist, daſs der Blattrand gerade und stark cuticularisiert ist und nicht selten einen kleinen Sekretgang führt; die Palissadenzellen sind groſs und einreihig, das Merenchym sehr locker.

Im Hauptnerv verläuft ein kräftiges, kreisartiges Gefäſsbündel; unterhalb desselben liegt meist nur ein groſser Sekretgang, selten noch ein zweiter kleiner im groſszelligen, dünnwandigen Parenchym, welchem sich ein schmaler 2—3 reihiger, an die Epidermis grenzender Collenchymbeleg anschlieſst. Die Unterseite des Hauptnerven trägt zahlreiche kleine und mittelgroſse, dickwandige Kegelhaare mit feinen Cuticularwärzchen, selten findet man auf der vertieften Blattoberseite ein langes Haar.

Die obere Epidermis setzt sich aus wellig polygonalen, die untere aus buchtig welligen Zellen zusammen, Streifungen der Cuticula zeigen sich beiderseitig, Spaltöffnungen sind oberseits vereinzelt, unterseits zahlreich.

Bei der Beobachtung kamen in Betracht: *Anthriscus sylvestr.* Hoffm. b. Bern, *Anthriscus sylvestr.* syn. Chaer. sylv. L. sur Bey, *Anthriscus sylvestr.* ex herb. Tschirch.

Chaerophyllum bulbosum L.

Die grundständigen und unteren Stengelblätter sind gestielt, mehrfach gefiedert, 1,5—3 cm lang und fast ebenso breit, die Blättchen tief fiederspaltig, mit lineallanzettlichen Zipfeln.

Unterscheidende Merkmale liegen auch hier im Bau der Blattspitze und in der Art der Behaarung. —

Der schwach weißlich aussehenden, verhältnismäßig kurzen
Spitze ist ein Polster von Papillen aufgesetzt, in welches ein ziemlich
langes, einzelliges, spießiges Haar, dessen Cuticula eine zarte,
streifige Struktur aufweist, eingesenkt ist. (Fig. 32.) Es liegt das
pinselförmig verbreiterte Nervenende dicht unter der Spitze, sehr
häufig enden die Randnerven frei, gehen tief in die Spitze hinein,
vereinigen sich nicht mit dem Hauptnerven, während letzterer ein
Stück von der Spitze zurücktritt. Die Behaarung ist im allgemeinen
nur schwach ausgebildet, sie beschränkt sich hauptsächlich auf den
Rand und die untern Nerven, auf der kahlen Blattfläche findet man
nur vereinzelte lange Haare. —

Am Rande sind die Haare kurz, aber sehr spitz, mit Cuticularwärzchen dicht besetzt, auf den Randnerven sind die Spießhaare
schon bedeutend länger, die längsten (bis 1,6 mm) findet man auf
dem Hauptnerven. Der Blattrand war wenig oder gar nicht umgebogen, ein Sekretgang war in demselben nicht aufzufinden, wohl
aber ließ sich ein mittelgroßer im Hauptnerv konstatieren.

Die Mittelrippe ist nach ähnlichem Typus gebaut wie bei
Conium. Die Palissadenzellen sind einreihig, das Marenchym reich
durchlüftet. — Die von einer wellig gestreiften Cuticula überzogene
Epidermis ist oberseits aus wenig buchtigen, unterseits auch buchtigen Tafelzellen zusammengefügt, zwischen denen beiderseits zahl
reiche Spaltöffnungen vorhanden sind. Auch in der Blattspitze sind
sie ziemlich zahlreich. — Berücksichtigung fanden: *Chaerophyllum
bulbosum* ex herb. Flückiger, *Chaerophyllum bulbosum* L. Sp. 370.
K. Syn. 348. D. 239. Haies aux bords des champs et des prairies
dans les terrains légers de l'alluvion et de la plaine de l'Alsace près
de Haguenau rec. C. Billot. *Chaerophyllum bulbos.* prope Gottingam
Chaerophyllum ex herb. Tschirch (Ostra- Gehege b. Dresden) u. and.

Chaerophyllum temulum L.

Die Blätter haben ein mattgrünes Aussehen, unterscheiden sich
von *Conium mac.* durch ihre verschiedene Gestalt und durch die
anders ausgebildete Behaarung. Sie sind doppelt gefiedert, die
Blättchen eirund länglich, lappig fiederspaltig, die Lappen gekerbt-
gesägt. Letztere sind breit, abgerundet, stumpf, laufen in eine sehr
kurze Spitze aus.

Ein schwacher Mittelnerv dringt mit den zarten sich nicht mit ihnen vereinigenden Randnerven pinselartig gegen die kleine Spitze vor. Dieselbe endet stets mit einem oder zwei kegelförmigen, kurzen Haaren. — (Fig. 33).

Was die Haarbildungen anbelangt, so ist eine Unterscheidung von den vorhergenannten Arten möglich. Die Kegelhaare waren bei keiner als Verwechslung angeführten Art bogenförmig gekrümmt, sind kürzer als die Spiefshaare von *Chaerophyll. bulb.*, aber sehr zahlreich neben ungekrümmten Haaren am Rande, wo die Behaarung ziemlich stark ist. Die Verteilung von gekrümmten und ungekrümmten Haaren ist auf beiden Blattseiten eine gleichmäfsige.

Unter der fein gestreiften Cuticula zeigt die Blattspreite auf beiden Seiten Epidermiszellen mit wellig verbogenen Querwänden und Spaltöffnungen, die unterseits zahlreicher sind. Die Epidermis jedes Blattzahnes umschliefst eine gröfsere Anzahl von Spaltöffnungen unter welchen der Gefäfsstrang pinselartig sich ausbreitet.

Den Querschnitt charakterisiert eine im oberen Blattgewebe befindliche, einreihige, sehr kurzzellige Palissadenschicht und ein lockeres, reichdurchlüftetes Merenchym. Der Blattrand ist gerade und weist mitunter einen kleinen Sekretgang auf.

Die Mittelrippe nimmt eine breite, flache Gestalt an und zeigt im Bau ähnlichen Typus wie *Con. mac.* An der Unterseite derselben befinden sich mehrere Haare, auf der Oberseite selten eines.

Zwei Exemplare standen zur Verfügung. Chaerophyll. temul, (ex herb. Brunner) Tiergarten, Berlin. Chaerophyll. temul. (ex herb. Brunner) Bolligen.

3. Folia Theae und ihre Verwechslungen.

Als letztes, charakteristisches Beispiel wählte ich die Theeblätter und ihre Verfälschungen.

Fol Theae.

Die Blätter sind elliptisch oder länglich-oval, in den kurzen Blattstiel verschmälert, 5 cm lang, 2,5 cm breit, dick, lederartig, glänzend-grün, der derbe, gezähnte Rand ist gegen die Unterseite ein wenig umgeschlagen. Von dem unterseits stärker hervortretenden Mittelnerven zweigen unter wenig spitzem, nahezu rechtem

Winkel Sekundärnerven ab, welche in ziemlicher Entfernung vom Rande in flachen Bogen anastomosieren. Ein Netz tertiärer Nerven füllt sowohl den Raum zwischen jenen Anastomosen und dem Blattrand als auch den zwischen den Sekundärnerven befindlichen aus.

Das Theeblatt weist in dem charakteristisch ausgebildeten Bautypus der Blattzähne, des Verlaufs der Nerven in ihnen so durchgreifende Unterscheidungsmerkmale auf, daſs dieselben für die Diagnose bei allen andern durch gleichartiges Aussehen zur Verfälschung und Verwechslung Anlaſs gebenden Blättern von nicht zu unterschätzender Bedeutung anzusehen sind. [1)]

Jeder Zahn besitzt eine kurze, frühzeitig abfallende Spitze. (Fig. 34). Die Entwicklungsgeschichte der Blattzähne beginnt zunächst in der Weise, daſs sie als kleine, unscheinbare Höcker angelegt werden, die bald an Gröſse bedeutend zunehmen, sodaſs sie schon bei der Peccoknospe das Aussehen einer langen keulenförmigen oder kegelförmigen Zotte gewinnen. Dieselben gehen aber bald zu Grunde, sie schrumpfen allmählich zu einem durchsichtigen Spitzchen zusammen, das dann oft abfällt und eine breite Narbenfläche zurückläſst. — In die Zotte tritt aus weiter Entfernung schräg ein starker Nerv ein, dessen pinselförmig sich verzweigende Nervenendigungen nach der Ansatzstelle der Zotte hin sich richten.

An den Zottennerv setzt sich unter einem Winkel von 90⁰ ein kräftiger Randnerv an, längs desselben dann noch ein zweiter schwächerer verläuft.

Auch die Spitze erweist sich als ein gutes Charakteristicum; sie ist abgerundet. Was die Behaarung anbetrifft, so ist bei jüngeren Blättern, die schon durch ihre helle Färbung auffallen, die Unterseite dicht mit einzelligen, spitzen Haaren besetzt, deren Länge oft ganz erheblich ist, etwa 600 bis 930 mik, ihre Dicke beträgt ca. 15 mik. Am Grunde sind sie mit kegelförmigem Fuſse der Epidermis eingefügt, biegen kurz über der Epidermis fast rechtwinklig um und liegen der Blattfläche an. Beim Wachstum des Blattes gehen die meisten zu Grunde und neue werden nicht mehr angelegt. Aeltere Blätter sind daher kahl oder man findet Haare bei ihnen nur spärlich an den Nerven der Unterseite.

[1)] Vergl. Tschirch-Oesterle, Anatom. Atlas Taf. 3 S. 10.

In der Flächenansicht sind die beiderseitigen Epidermen wenig von einander unterschieden. — Die Zellen der Oberseite sind polygonal, isodiametrisch, ziemlich dickwandig, haben keine Spaltöffnungen, die der Unterseite sind dickwandig, kaum wellig verbogen, zwischen ihnen liegen zahlreiche Spaltöffnungen. Diese erweisen sich noch besonders daduch charakteristisch, dafs die beiden Schliefszellen einer Spaltöffnung einen länglich ovalen, weiten Vorhof zwischen sich lassen, indem die Cuticularleisten sich zurückbiegen.

Der Querschnitt durch das Theeblatt [1] zeigt unter der oberen Epidermis eine Reihe von Palissadenzellen, die mitunter sich teilen. Zunächst sitzen mehrere einer trichterförmigen Sammelzelle auf. Unterhalb liegt das den gröfsten Teil des Mesophylls einnehmende lückige Merenchym, welches sehr auffallend grofse Sclereiden, die vor allem das Theeblatt charakterisieren und Zellen mit kleinen Kalkoxalatdrusen führt. In keinem der zur Verfälschung des Thees dienenden Blätter kommen derartige sclerotische Elemente vor.

Im Primärnerv liegt ein grofses Gefäfsbündel, welches von einer oft noch Stärke führenden Parenchymscheide umgeben ist. Im dreieckig abgerundeten Holzteil sind die Gefäfsreihen fächerartig strahlig angeordnet und durch Markstrahlen von einander getrennt.

Auch ein mehrreihiger Cambiumstreifen macht sich bemerkbar. Den Holzteil umgiebt der Siebteil, die zarten Bündel desselben sind durch Rindenstrahlen von einander getrennt, in deren Zellen meist kleine Oxalatdrusen enthalten sind. — Sowohl Holz- wie Siebteil lassen innerhalb der Parenchymscheide junge Bastzellen erkennen, deren Zellwandungen anfangs dünn sind, später durch starke Verdickung sich zu zwei derben Bastsicheln gestalten. Die Zellen des Nervenparenchyms schliefsen vielfach Calciumoxalatdrusen ein, ferner liegen Sclereiden im Grundparenchym. Auf der Unterseite wird das Gefäfsbündel von einem bis an die Epidermis reichenden, mehrreihigen Collenchymbeleg begrenzt.

Als Verfälschungen und Verwechslungen des Thees werden angegeben: *Epilobium angustifol. L., Salix alba, Salix pentandra L., Ulmus campestris L., Prunus spinos. L., Sambucus nigr. L., Rosa*

---

[1] Tschirch-Oesterle, Anatom. Atlas Taf. 3 Fig. 5 u. 10.

centifolia L., Lithospermum officinale L., Prunus Cerasus L.,
Fraxinus Ornus L., Fragaria vesca, Veronica off. L., Veronica
chamaedrys L., Crataegus oxyacantha L., Populus nigra L., Platanus
orientalis L., Quercus pedunculata Ehrh.

T s c h i r c h , der im anatomischen Atlas (Lieferung I, S. 10—12)
einen Teil der Verfälschungen *(Epilobium angustifolium, Salix alba*
und pentandra, Ulmus campestris, Prunus spinosa, Sambucus nigra,
Rosa centifolia, Lithospermum officinale) behandelt hat, spricht
sich dahin aus, dafs alle diese schon allein am Bau der Blattzähne
leicht vom Thee zu unterscheiden sind.

Epilobium angustifolium L.

Die schmalen Blätter sehen dem Theeblatt in den allgemeinen
Umrissen sehr ähnlich. Sie sind länglich-lanzettlich, am Grunde ab-
gerundet, sitzend oder sehr kurz gestielt, glatt, unten graugrün.
Die Sekundärnerven entspringen in dichter Folge fast rechtwinklig
vom Hauptnerven und anastomosieren in kurzen Bögen mit den
Randnerven.

Die Zähne zeigen nicht die entfernteste Aehnlichkeit mit denen
vom Thee, sie stehen horizontal ab, sind stumpf abgerundet und
tragen unterhalb der Zahnspitze eine in einer Vertiefung liegende
Wasserspalte. (Fig. 35.) Auf diese hin laufen in vertikaler und
horizontaler Richtung oder konvergierend die Enden von 3 bis
5 Nerven.[1]

Ebenso verhält sich die Blattspitze anders wie die vom Thee.
Sie ist spitz und nicht abgerundet.

Die Epidermis der beiden Blattseiten zeigt verschiedenartigen
Bau. Die Zellen der Oberseite sind kleiner, dickwandiger, haben
schwach gewellte Konturen, über den Nerven sind sie gerade und
gestreckt, frei von Haaren und von Spaltöffnungen. Die Zellen der
Unterseite sind wellig verbogen bis tief buchtig, ebenfalls über den
Nerven gestreckt, sie sind gröfser und dünnwandiger, mit gefalteter
Cuticula. Grobe Längsfaltung zeigt die Cuticula über den Nerven,
über den Blattfacetten hingegen eine zarte, wellige Faltung, die von
den Spaltöffnungen aus strahlig verläuft. Letztere sind sehr zahlreich, grofs, mit einem Durchmesser von 18—29 mik und haben einen

---

[1] Tschirch-Oesterle, Anatom. Atlas, Taf. 3 Fig. 19.

schmalen, linealen Vorhof. Ein anderes charakteristisches Merkmal bieten die zahlreichen Haare, die hauptsächlich an den Nervenrändern sitzen. Sie sind keulenförmig, ein-, selten zweizellig, oft nach der Blattspitze hin bogig gekrümmt. Den Querschnitt charakterisiert im Hauptnerv ein bikollaterales Gefäßsbündel. In den Siebteilen desselben treten vereinzelt kleine Raphidenzellen auf. Krystallzellen kommen auch über den Sekundärnerven vor. An diesen Raphidenzellen kann man den Verlauf der Nerven verfolgen, wenn man die Oberseite eines Blattes, nachdem es zuvor mit Chloralhydrat aufgehellt ist, betrachtet. —

Die im Mesophyll gelegenen Palissadenzellen sind einreihig, das Merenchym tritt uns als sternförmig entwickeltes Parenchym entgegen. —

Zur Untersuchung gelangten Proben aus der botanischen Sammlung und dem Tschirch'schen Herbar.

Salix alba L.

Die ziemlich derben Blätter sind kurz gestielt, elliptisch-lanzettförmig, laufen in eine lange, scharfe Spitze aus, sind beiderseits seidenartig weiß behaart, bei älteren Blättern nur unterseits. Sie sehen den Theeblättern ziemlich ähnlich, doch treten die Sekundärnerven, mehr spitzwinklig vom Hauptnerv abgehend, bedeutend zahlreicher auf, anastomosieren mit dem Randnerv und bilden keine Schlingen. — Die Blattzähne sind als abgerundete, stumpfe Zotten entwickelt, in denen strahlig angeordnete Zellen auftreten. (Fig. 36.) Ein kräftiger Nerv tritt stark nach oben gerichtet in den Zahn und verzweigt sich pinselförmig.

Die Epidermiszellen sind beiderseits kleinzellig. dünnwandig polygonal, auf der Unterseite schwach wellig, zwischen welchen Spaltöffnungen auf der Oberseite nur vereinzelt, auf der Unterseite auch nicht sehr zahlreich mit längstem Durchmesser von 30 μ vorkommen. Die Epidermiszellen der Unterseite sind mit unregelmäßsigen, sehr kurzen, welligen Cuticularfalten versehen, am Rande und den Blattzähnen ist die Cuticula grob längsgefaltet.

In den zugespitzten Haaren läßst sich auch ein Unterschied nachweisen, wodurch sie mit denen des Thees nicht verwechselt werden können. Sie sind einzellig, grob gewunden, bedeutend dünnwandiger, da ihr Lumen breiter ist als die Membrandicke, am Grunde nie geknickt. In der Gröfse kommen sie denen des Thees gleich. Auf der Oberseite sind sie seltener, auf der Unterseite sehr zahlreich, auch am Rande, alle gegen die Spitze gerichtet. Der Querschnitt zeigt im oberen Blattgewebe ein zweireihiges Palissadengewebe mit kurzen Zellen, in der Mittelrippe ein markführendes Doppelbündel und beiderseitigen Bastbeleg, auf der Oberseite Collenchym. —

Die Exemplare entstammten der Sammlung des botanischen Instituts.

Salix pentandra L.

Die Blätter sind entweder mehr eirund-elliptisch oder mehr eirund-lanzettlich, zugespitzt, schön grün, glatt und glänzend, unbehaart, kurz gestielt, am Rande mit kleinen Sägezähnen dicht besetzt. Dieselben sind abgerundet, ein pinselförmig verbreitertes Bündelende tritt in den Wasserspalten tragenden Zahn ein. (Fig. 37.)*) An den kräftigen Zahnnerv, der als innerer Randnerv weiter fortläuft, setzt sich ein zarter, äufserer Randnerv tiefer unten an und bildet mit ihm ein zusammengedrücktes Viereck; der äufsere Randnerv entsendet wiederum einen nur kurzen Nerven nach der Zahnspitze. — Die polyedrischen Epidermiszellen der Blattoberseite zeigen keine Faltung, ausgenommen am Rande. An den Zähnen ist eine grobe Cuticularfaltung sichtbar. - - Spaltöffnungen findet man nur selten, wohl aber sind sie zahlreich zwischen den polyedrischen Zellen der Unterseite, die über den Nerven gestreckt sind. Ihr längster Durchmesser ist 30—35 mik. Der Querschnitt der Blattfläche zeigt die gewöhnliche Trennung in Palissadenparenchym, das zweireihig auftritt, und Merenchym. Beide Gewebe sind erfüllt mit schön ausgebildeten, morgensternförmigen Krystallablagerungen.

Das Querschnittsbild der Mittelrippe ist dasselbe, wie wir es bei *Salix alba* kennen gelernt haben. Die Nebennerven zeigen eine deutlich ausgebildete Parenchymscheide.

Das benutzte Exemplar war entnommen dem Herbar. Brunner.

---

*) Vergl. auch Tschirch-Oesterle, Anatom. Atlas, Taf. 3 Fig. 21.

Ulmus campestris L.

Die Blätter sind kurzgestielt, oval zugespitzt, ziemlich grofs, auf der Unterseite mit weifslichen, hervortretenden Nerven und Adern durchsetzt. Am Rande sind die Blattzähne ungleich geformt; bald sind sie kegelförmig, bald dreieckig bis breit bogenförmig (Fig. 38); ein wenig verzweigtes Nervenende tritt in die Zahnspitze, in welcher man bisweilen eine Wasserspalte antrifft. Die Sekundärnerven gehen fast rechtwinklig vom Zahnnerv ab. —

Unter der groben, wenig welligen Faltung der Cuticula besitzen die Blätter eine obere Epidermis, die aus polygonalen, schwach oder gar nicht welligen Zellen zusammengefügt ist. Derselben sitzen sehr kurze, dickwandige, an der Basis bauchige Kegelhaare mit dickwandiger Umgebung auf. Die Epidermis der Unterseite ist kleinzellig, schwach wellig mit zarten, welligen Cuticularfalten. Die Nerven der Unterseite weisen eine dichtere Behaarung von weifslichen Kegelhaaren auf, als auf der Fläche. Spaltöffnungen, deren gröfster Durchmesser 22—27 mik ist, sind nicht sehr zahlreich. — Im Querschnitt tritt uns eine Schicht von Palissadenzellen und ein reich durchlüftetes Schwammparenchym mit Oxalatdrusen entgegen. Der Mittelnerv tritt unten sehr kräftig als starke Leiste hervor, die Bündel zeigen keine Bastsichel; im Nervenparenchym liegen Oxalateinzelkrystalle.

Zur Beobachtung verfügte ich über Exemplare aus dem Herbar. Guthnik (Thun).

Prunus spinosa L.

Die Blätter haben, was Form und Gröfse anbelangt, mit dem Theeblatt entfernte Aehnlichkeit. Sie sind elliptisch oder breit lanzettlich, klein, kurzgestielt, sehr dünn. Vom Hauptnerv gehen unter spitzem Winkel Sekundärnerven ab, bilden aber am Rande keine sichtbaren Schlingen.

Die Zähne des scharf gesägten Randes (Fig. 39) sind viel länger und schlanker wie beim Thee; auch die Nervatur der Zähne und des Blattrandes weicht von der beim Thee beobachteten völlig ab. Ein langer Nerv durchzieht in seichtem Bogen und charakteristischer Verzweigung den Zahn. Längs desselben verläuft der Randnerv, der in anastomosierender Verbindung mit ihm steht. —

Einen ganz anderen Bau zeigten die Blattzähne eines anderen mir noch zur Verfügung stehenden Exemplars.

Hier hatten die Zähne eine rhombische Gestalt. Mehrere Nervenenden traten schräg von unten in den Zahn und verzweigten sich in charakteristischer Art.

Auch die breite Form der Blattspitze zeigte keine Aehnlichkeit mit derjenigen vom Thee.

Die Epidermis der Blattoberseite ist aus polygonalen, derbwandigen Zellen zusammengesetzt, deren Cuticula kurzwellige Faltungen aufweist, Spaltöffnungen fehlen fast gänzlich.

Die Epidermis der Unterseite besteht aus polygonalen Tafelzellen, sie besitzt zahlreiche Spaltöffnungen, die durch ihre relative Kleinheit auch als Merkmal zur Unterscheidung vom Theeblatt dienen können, ihr längster Durchmesser beträgt 18—20 mik. Die kurzen, welligen Faltungen der Cuticula treten sehr deutlich und unregelmäfsig auf. Die Zellen über den Nerven sind gestreckt.

Die Behaarung ist sehr spärlich, beschränkt sich meist auf den Hauptnerv und die Nerven der Oberseite. Die Haare sind kurz, steif, einzellig, kegelig; der Rand ist entweder unbehaart oder man findet zuweilen zahlreiche längere, einzellige Haare.

Den Querschnitt charakterisieren ein bis drei Reihen Palissaden und ein aus sehr eng anschliefsenden Zellen bestehendes Merenchym.

Das Blattparenchym enthält vereinzelte Oxalatdrusen.

Hervorzuheben ist noch die das Hauptgefäfsbündel umgebende Parenchymscheide.

Die benutzten Proben entstammten der botanischen Sammlung und dem botanischen Garten.

Sambucus nigra L.

Die Blätter sind eirund oder länglich eirund, lang zugespitzt, gestielt, am Rande scharf gezähnt.

Die Blattzähne übertreffen an Gröfse alle bisher beschriebenen. Ein starker Nerv tritt aus weiter Entfernung von unten her in den Zahn, verbreitert sich stark pinselförmig unter der Wasserspalten tragenden Zahnspitze. Der Zahnnerv anastomosiert mit dem meist von seiner Spitze aus verlaufenden kräftigen Randnerven. (Fig. 40.)*)

---

*) Vergl. auch T s c h i r c h - O e s t e r l e, Anatom. Atlas Taf. 3, Fig. 24.

Die Epidermis der Oberseite ist dickwandig, aus polygonalen Zellen zusammengesetzt, deren Cuticula grobwellige Faltungen zeigt. Spaltöffnungen sind nicht vorhanden. Am Rande und auf der Fläche treten in geringer Zahl einzellige, kurze Kegelhaare auf. Auf der Unterseite sind die Epidermiszellen schwach wellig mit rosenkranzartiger Verdickung. Die Cuticula kennzeichnet sich ebenfalls durch grobe, wellige Faltungen. Ungewöhnlich große Spaltöffnungen mit einem Durchmesser von 55—65 mik bedecken zahlreich die Blattfläche. Ferner finden sich einzellige. dickwandige, konische Haare.

Im Querschnitt begegnet man einer Reihe breiter Palissadenzellen.

Den Mittelnerv charakterisiert ein rings um das bastzellfreie Gefäßbündel liegender Kranz von großen Krystallzellen, die auch im Merenchym vorhanden sind. Außerdem ist der Mittelnerv mit Collenchymbelegen versehen.

Die Exemplare waren entnommen dem Herbar. v. Büren und dem botanischen Garten.

Rosa centifolia.

Die Fiederblättchen des unpaarig gefiederten Rosenblattes sind eiförmig, stumpf oder oval, spitz oder kurz zugespitzt, gestielt.

Durch ihre abgerundete, schwach herzförmige Basis, ihre Breite, ihr Nervennetz und den scharf sägezähnigen Rand machen sie eine Unterscheidung vom Theeblatt sehr leicht möglich.

Die großen Sägezähne sind breit, haben eine dreieckige Form und eine feine, leicht abgerundete Spitze. (Fig. 41.) Ein starker Nerv tritt von unten her in den Zahn, verbreitert sich in der Zahnspitze stark pinselförmig. Vom Nervenende aus verlaufen zu beiden Seiten des Zahnnervs zwei bogige, kräftige Randnerven, und längs derselben zeigt sich dann noch je ein zweiter Randnerv. —

Bei einem anderen Exemplar waren die Zähne schlank, spitz, kegelförmig gebaut, in die ein dünnes Nervenende bis gegen die Spitze vordrang. — Charakteristisch sind die der Spitze des Zahnes aufgesetzten Colleteren, welche zahlreich am Blattrande, besonders der untern Blattzähne, vorhanden sind.

Die Epidermiszellen der Oberseite sind polygonal bis schwach wellig verbogen, auch über den Sekundärnerven. — Drusen und Einzelkrystalle findet man spärlich, ebenso Haare, die in eine stumpfe Spitze endigen, sehr lang und dickwandig und am Rande zahlreicher sind.

Auf der Unterseite besitzen die Epidermiszellen schwachwellige Wandungen. Zahlreiche Spaltöffnungen von ansehnlicher Größe mit einem Durchmesser von 33—38 mik. Die Behaarung tritt auf der Unterseite stärker auf, besonders am Mittelnerv, aber auch auf den Nerven und der Fläche sind einzellige Haare zahlreich. Längs der Nerven, über denen die Epidermiszellen gestreckt sind, finden sich zahlreiche Einzelkrystalle, seltener Drusen. — Auf dem Querschnitt lassen sich im oberen Blattgewebe 1—2 Reihen Palissadenzellen erkennen; das von zahlreichen Lücken durchsetzte Schwammparenchym ist mit schön ausgebildeten Oxalateinzelkrystallen erfüllt.

Der Hauptnerv tritt sehr stark nach unten hervor und besitzt ein fächerförmig gebautes Gefäßbündel, neben welchem sich zuweilen noch ein zweites Bündel zeigt. Auf der Unterseite wird das Bündel von einem unterbrochenen Bastbeleg begrenzt, welchem sich ein außerhalb des Bündels liegendes Collenchymgewebe anschließt. Bemerkenswert sind die im Nervenparenchym sich vorfindenden Einzelkrystalle und Drusen, die in reichlicher Menge auf der Unterseite vorhanden sind. Mir stand sowohl frisches als auch Herbarmaterial zur Verfügung.

Lithospermum officinale L.

Die Blätter sind ungestielt, ganzrandig, schmal, lanzettlich, spitz, 6—8 cm lang, bis 15 cm breit. Nur wenige Sekundärnerven setzen sich im spitzen Winkel von etwa 45⁰ an den Hauptnerven an und anastomosieren nahe am Rande zu einem sehr flachen Bogen miteinander. Das Blatt ist leicht kenntlich an den beiderseits befindlichen rauhen Haaren, die sämtlich nach der Blattspitze hingerichtet sind. Sie erscheinen scharf zugespitzt, leicht gekrümmt und werden bis zu 0,6 mm lang. Lange Haare finden sich vornehmlich auf den Nerven der Unterseite und auch am Rande. Besonders ausgezeichnet sind sie durch ihre dicht warzige Cuticula, welche Eigenschaft mehr den derben Haaren der Oberseite zukommt und ferner dadurch, daß sie einen Cystolithen führen, der durch mineralische Bestandteile (Silicium) inkrustiert zu sein scheint; die das Haar an der Basis rings umgebenden Oberhautzellen sind rosettenartig gruppiert und führen auch je einen Cystolithen.[1]) Hie und da findet sich im Blattgewebe ein Einzelkrystall eingelagert.

Die Epidermis der Oberseite besteht aus polygonalen Zellen von kleinem Durchmesser, Spaltöffnungen sind sehr selten.

Auf der Unterseite sind die Zellen wellig buchtig, dünnwandig und schliefsen reichlich kleine Spaltöffnungen ein. Ueber den Nerven sind die Zellen gestreckt.

Als Prwni česky čaj = erster böhmischer Thee kommt Lithospermum off. in den Handel und dient zur Verfälschung des echten.

Prunus Cerasus L.

Die Blätter sind elliptisch oder eiförmig, kurz zugespitzt, gestielt, etwa 6 cm lang, 3 cm breit, am Rande tief gekerbt, oberseits glänzend, beiderseits schwach behaart.

Obwohl nicht zu verkennen ist, dafs die Randzähne eine entfernte Aehnlichkeit mit denen des Thees haben, so bietet uns doch wiederum der Bau der Zähne und deren Nervatur ein durchgreifendes Unterscheidungsmerkmal, welches die Verwechselung mit einem Theeblatte ausschliefst. Während dort das hyaline Spitzchen einer geradlinigen Narbenfläche aufgesetzt ist, sitzt dasselbe hier einer muldenförmig vertieften Fläche auf. (Fig. 42.)

Ebenso ist die Nervatur sehr charakteristisch und ganz abweichend von der beim Thee beobachteten. In den Zahn tritt schräg von unten her ein starker Nerv ein, sich pinselförmig verbreiternd. Vom Nervenende aus verläuft ein anfangs bogiger, dann ziemlich parallel zum Zahnnerv laufender, kräftiger Randnerv, der mit jenem in anastomosierender Verbindung steht. Auch in der Blattspitze ist ein Unterschied erkennbar. Dieselbe erscheint schwach wellig, vertieft, mit kleinem, aufgesetztem, durchsichtigem Spitzchen.

Die Epidermis der Blattoberseite setzt sich aus polygonalen, unregelmäfsigen, derbwandigen Zellen zusammen, deren Cuticula dicht und sehr zart gestreift ist. Ueber den Nerven sind die Zellen gestreckt. Stomata sind nur wenige vorhanden. Auf den Nerven sitzen in geringer Zahl kurze und lange einzellige, konische Haare mit stark verbreitertem Fufs und mäfsig scharfer Spitze; lange

---

[1]) Vergl. auch Tschirch-Oesterle, Anatom. Atlas Taf. 3, Fig. 27.

Haare von etwa 0,65 mm Länge trifft man vornehmlich auf dem Hauptnerv an. Charakteristisch sind die vereinzelt in Oberhautzellen vorkommenden Oxalatdrusen. Die Epidermiszellen der Unterseite sind stark wellig-buchtig, dünnwandig, die Cuticula zeigt relativ grobe Streifung, Stomata sind sehr zahlreich, ebenso kommen Haare von demselben Typus aber meist dünnwandiger und länger in reichlicher Menge vor. — Oxalatdrusen begleiten recht zahlreich die Nerven.

Meine Beobachtungen stellte ich sowohl an Herbarmaterial: Prunus Cerasus, caproniana (Gaud) Nyon, Canton de Vaud, als auch an frischem Material an.

Fraxinus Ornus L.

Die Blätter sind unpaarig gefiedert, jeder Blattstiel trägt mehrere deutlich gestielte, ovale, längliche oder länglich-lanzettliche, mehr oder weniger zugespitzte, stumpfe und gezähnte Blättchen; oberseits dunkel-, unterseits blaßgrün, sehr dünn. Die Nervatur des Blattes weicht in gewisser Beziehung von der des Theeblattes ab. Die zahlreichen, unter wenig spitzem Winkel vom Hauptnerven abgehenden Sekundärnerven ziehen sich bis nahe an den Blattrand hin, anastomosieren hier bogenförmig miteinander, und aus dem Bogen entspringen zarte Aeste, die dann meist in den Zähnen enden.

Die Blattzähne sind stumpf abgerundet und haben eine dreieckige Form (Fig. 43). Ein dünnes Nervende dringt bis gegen die Spitze vor, von wo aus sich in weitem Abstande vom Zahnnerv ein schwacher Nerv dicht am Rande hinzieht, der mit dem tief unten am Zahnnerv ansetzenden, sich dem Rande stark nähernden, inneren Randnerven anastomosiert. Die von einer grob gestreiften Cuticula überzogene Epidermis der Blattoberseite setzt sich aus grofsen, wellig-buchtigen Zellen mit Spaltöffnungen zusammen.

Auf der Unterseite sind die Oberhautzellen mehr regelmäßig, wenig wellig, mit zahlreichen Spaltöffnungen versehen. An den Polen desselben treten die zahlreichen Cuticularfalten stark hervor und geben ihnen ein charakteristisches Aussehen. In geringer Anzahl finden sich kurzgestielte Drüsenhaare, welche, in der Flächenansicht betrachtet, aus vielen, zu einer Rosette vereinigten Zellen bestehen.

Das Exemplar entstammte dem Flückiger Herbar. *Ornus europ.* L., *Ornus* europ. Persoon — cultiviert bei Heidelberg.

Fragraria vesca L.

Die grundständigen Blätter sitzen auf langen Stielen, mit eirunden, in's längliche oder rundliche gehenden, grob gesägten Blättchen, alle mit dicht anliegenden, besonders unten seidenartig glänzenden Haaren versehen.

Die Blattzähne sind sehr grofs, schlank, spitz, spitz-dreieckig (Fig. 44). Zu beiden Seiten des Zahnnervs, der am pinselförmig verbreiterten Ende eine deutliche Spaltung zeigt, verlaufen zwei mit ihm anastomosierende Randnerven, längs derselben dann noch je ein zweiter deutlich sichtbar ist. — Zudem tritt noch die Eigentümlichkeit hervor, dafs der oberste Zahn des Blattes meist kleiner erscheint als die Randzähne.

Die Behaarung tritt am Rande und dem Hauptnerv der Unterseite stark hervor, auf der Blattfläche ist sie beiderseitig ziemlich gleichmäfsig. Die Haare sind lang, einzellig und starkwandig.

Ferner sind Köpfchenhaare mit kugligem, einzelligem Köpfchen und mehrgliedrigem Stiel sehr zahlreich über die ganze Fläche verbreitet.

Unter der grobwellige Faltungen zeigenden Cuticula besitzt die Blattfläche auf beiden Seiten polygonale, tafelförmige, über den Nerven gestreckte Epidermiszellen, welche besonders auf der unteren Blattseite zahlreiche Spaltöffnungen umschliefsen, die in der Zahnspitze eine Gruppe bilden. — Oxalatdrusen begleiten sehr zahlreich die Nerven, namentlich die der Unterseite.

Ich verfügte über frisches Material.

Veronica officinalis L.

Die Blätter sind kurz gestielt, verkehrt eirund-elliptisch oder länglich mit stumpfer Blattspitze, am Rand gesägt, auf beiden Seiten behaart, graugrün.

Die Form der verhältnismäfsig kurzen, scharfen Zähne des Randes und die Nervatur erinnert an die vom Thee, doch ist der Unterschied sofort zu erkennen, einerseits an dem Fehlen des hyalinen Spitzchens, andererseits an der Art der Behaarung. (Fig. 45).

Die Haare sind spitz, mehrzellig, in der Regel 4—5 zellig sowohl aut der Fläche, wie am Rande. Die Randhaare zeigen eine
geneigte Stellung, zuweilen trifft man hier sehr lange, 6—8 zellige
Haare an, die auf den Nerven, speziell dem Hauptnerven zahlreicher
sind. Sie sind dicht mit Cuticularwärzchen besetzt, die Wandung
ihrer Basalzellen ist gezähnt. Kurzgestielte Drüsenhaare mit grofsem
zweizelligem Köpfchen kommen ziemlich reichlich auf beiden Blattseiten vor.

Die Zellen der oberen Epidermis sind wellig polygonal, unterseits wellig buchtig, über den Nerven gestreckt. Die Cuticula der
Epidermiszellen zeigt beiderseitig grobe Längsfaltungen. Die Verteilung der Spaltöffnungen ist auf der Unterseite stärker wie auf
der Oberseite.

Zur Untersuchung gelangte frisches und Herbarmaterial aus
der botanischen Sammlung.

Veronica chamaedrys L.

Die Blätter sind kurzgestielt, die oberen fast sitzend, eirund,
am Grunde schwach herzförmig.

Die Blattzähne weichen in ihrem Bau sowohl von den vorigen
als auch von denen des Thees erheblich ab. Abgesehen von ihrer
Gröfse und der eirunden Gestalt zeigt der Rand tiefe Einschnitte.
(Fig. 46.) Auf sehr kleine folgen oft enorm grofse, weit hervortretende. Auch in der Nervatur zeigen sie Abweichungen, indem
direkt am pinselförmig verbreiterten Bündelende ein kräftiger Randnerv ansetzt, während derselbe bei Thea etwas tiefer unten am
Zahnnerv seine Ansatzstelle hat. Ferner zeigt sich noch ein zweiter
äufserer Randnerv.

Die Blattspitze ist breit, abgerundet, stumpf. Bezüglich der
Behaarung schliefst sich *V. chamaedrys* der vorigen an. Die Epidermis ist auf beiden Seiten aus wellig buchtigen Zellen zusammengesetzt, im übrigen teilt sie ihre anatomischen Eigenschaften mit
Ver. off.

Es lagen mir Proben aus der botanischen Sammlung vor.

Crataegus oxyacantha L.

Die Blätter sind umgekehrt eiförmig, langgestielt, 3—5 lappig,
eingeschnitten und gesägt, an der Basis keilförmig verschmälert.

Der ganz andere Bau der Sägezähne macht eine Verwechslung mit denen des Thees unmöglich. Spitze, etwas scharf hervortretende Zähne wechseln mit kleineren ab. (Fig. 47.)

Ein kräftiger Nerv tritt von unten her in den Zahn, an dessen pinselartig verbreiterter Spitze sich die Randnerven unter spitzem Winkel ansetzen, die durch fast rechtwinklig sich an den Zahnnerv ansetzende Anastomosen mit letzterem in Verbindung stehen.

Trichome sind nur äufserst schwach ausgebildet. Auf dem Hauptnerven seltener, auf den Seitennerven sind einige, spitze, lange, einzellige, dickwandige Haare anzutreffen; der Rand ist fast unbehaart, nur ganz vereinzelt findet sich mitunter ein langes Haar.

Reichlich ist das Vorkommen von Drusen und Einzelkrystallen n Form von Octaedern, Rhomboedern und Tafeln mit Ueberwiegen der Einzelkrystalle in den Nerven, besonders der Unterseite.

Die Epidermiszellen der Oberseite sind polyedrisch, ihre Cuticula dicht und sehr zart gestreift. Stomata sind zahlreich.

Auf der Unterseite sind die Oberhautzellen wellig buchtig, Spaltöffnungen kommen sehr zahlreich vor. Die Cuticula zeigt grobe Längsstreifung.

Die Beobachtungen wurden an Exemplaren aus dem Schweizer Herbar. angestellt.

Populus nigra L.

Die Blätter sind dreieckig-eirund, zugespitzt, glatt, hellgrün, mit rötlichen, an beiden Enden verdickten Stielen, am Rande bogenförmig gesägt.

Die etwas einwärts gekrümmten Sägezähne sind als abgerundete, stumpfe Zotten entwickelt (Fig. 48), zeigen grosse Aehnlichkeit mit denen von *Salix alba*, doch übertreffen sie diese bedeutend an Gröfse und durch ihre kräftig entwickelten Nerven, welche einen anderen Verlauf in denselben nehmen. Ein starker Nerv tritt schräg von unten in den Zahn und verbreitert sich pinselförmig. Von ihm zweigt ein kräftiger Randnerv ab, welcher wiederum einen nur kurzen Ast nach der Zahnspitze entsendet, welche 2—4 Wasserspalten trägt. Haare fehlen.

Die Epidermis ist beiderseits aus polygonalen, über den Nerven gestreckten Zellen mit Spaltöffnungen gebildet, die auf der Unterseite zahlreicher sind.

Für die Untersuchungen diente Herbarmaterial.

Platanus orientalis L.

Die Blätter sind gestielt, haben 15—25 cm Länge und Breite, auf der Oberfläche dunkelgrün, auf der Unterseite weißfilzig. Die Blattform variert sehr, die kleineren sind gelappt, die drei mittleren Lappen groß, am Rande scharf gezähnt.

Wegen der ziemlich starken Behaarung mußten die Haare mittels eines Scalpells entfernt werden, nachdem man die Blätter vorher einige Zeit lang mit Wasser gekocht hatte.

Die großen Randzähne treten scharf hervor (Fig. 49) und reihen sich bogenförmig aneinander, auf sehr kleine folgen oft enorme große, ihre Spitze endigt in ein lappenförmiges Gebilde. Ein kräftiger Nerv durchzieht den Zahn, verbreitert sich pinselförmig in der Spitze, in welcher 1—3 Wasserspalten liegen. Dicht unter dem pinselförmigen Bündelende setzen die beiderseitigen Randnerven an und anastomosieren mit dem Zahnnerv.

Charakteristich sind die mehrfach verzweigten Sternhaare beider Blattseiten, die die untere als weißer Filz bedecken. Die quirligen Ansatzstellen derselben wiederholen sich viermal, die Anzahl der Sternarme beläuft sich auf 2—9. Ferner bedecken kleine kurzgestielte Drüsenhaare mit einzelligem Köpfchen in reichlicher Menge die untere Blattseite, namentlich die Nerven, auf der oberen sind sie nur vereinzelt anzutreffen.

Die Nerven werden begleitet von Drusen, besonders auf der Unterseite.

Die Epidermis ist beiderseits aus polygonalen bis wellig-polygonalen Zellen gebildet; auf der Unterseite liegen Spaltöffnungen. Die Cuticula zeigt grobe Längsfaltungen.

Die Beobachtungen wurden an frischem Material gemacht.

Quercus pedunculata Ehrb.

Die Blätter sind kurz gestielt, fast sitzend, länglich verkehrteiförmig, am Grunde tief-ausgerandet, buchtig, mit abgerundetstumpfen, unbespitzten Lappen (Fig. 50), oben hochgrün, glänzend, unten graugrün. Sehr häufig zeigt der oberste Lappen des Blättchens einen tiefen Spalt, welche Eigentümlichkeit sich auch bei der Theeblattspitze zeigte.

Die Blattfläche erscheint makroskopisch kahl, nur mit Hilfe des Mikroskops erkennt man kurzgestielte, einzellige Köpfchenhaare oder zweigliedrig-gestielte mit mehrzelligem, durch senkrecht stehende Querwände geteilte Köpfchen zahlreich auf beiden Seiten, besonders den Nerven.

Auch macht sich das Vorkommen von Drusen und Einzelkrystallen merklich. Drusen liegen zerstreut auf beiden Blattseiten, reichlicher unterseits, Einzelkrystalle begleiten mehrreihig die Nerven.

Die von einer gestreiften Cuticula überzogene Epidermis besteht auf beiden Flächen aus polygonalen Tafelzellen mit geringem Durchmesser, über den Nerven sind sie gestreckt. — Spaltöffnungen finden sich nur unterseits und so zahlreich, dafs die ganze Fläche wie aus ihnen zusammengesetzt erscheint.

Es stand mir frisches Material zur Verfügung.

Zusammenfassung der Resultate.

Die wesentlichsten Resultate der vorstehenden Arbeit lassen sich folgendermafsen kurz zusammenfassen.

Die von Tschirch in dem anatomischen Atlas der Pharmakognosie und Nahrungsmittelkunde (herausgegeben von Tschirch und Oesterle) ausgesprochene Ansicht, dafs es möglich sei,

1. Verwechselungen und Verfälschungen von offizinellen Blättern durch Heranziehung des Baues des Blattrandes und der Blattzähne bezw. der Blattspitze, sowie der Nervatur der letzteren zu erkennen, sowie ferner

2. aus dem Bau und der Nervatur der Blattzähne Anhaltspunkte für die Verwandtschaft in ihrer Stellung zweifelhafter Kulturvarietäten bez. Arten zu gewinnen

hat sich bestätigt gefunden. Besonders Form und Nervatur der Zähne ist ein gutes diagnostisches Hilfsmittel, welches nur dann zweifelhafte Resultate ergiebt, wenn die Zähne wenig hervortreten, oder bei sehr nahe verwandten Arten gleichgestaltet sind.

64

Meinem hochverehrten Lehrer, Herrn Prof. Dr. Tschirch, sage ich hiermit für die freundliche Unterstützung und Belehrung, die er mir gütigst bei der Ausführung dieser Arbeit zu Teil werden lieſs, meinen tiefgefühlten Dank.

Erklärung der Abbildungen.

Fig. 1 Blattzähne von Menth. piperita
" 2 " " " crispa.
" 3 " " " aquatica.
" 4 " " " viridis.
" 5 " " " " Spearmint.
" 6 " " " sylvestris.
" 7 " " " arvensis.
" 8 " " " " japonica.
" 9 " " " " " wild.
" 10 " " " rotundifolia.
" 11 Blattspitzen von Artemisia Absinth.
" 12 " " " vulgaris.
" 13 " " " "
" 14 " " " cina.
" 15 " " " " "
" 16 Blattzähne von Digital. purpur.
" 17 " " " grandiflor.
" 18 " " " ambigua.
" 19 " " Salvia Sclarea.
" 20 " " Verbascum nigrum.
" 21 " " " phlomoides.
" 22 " " " Lychnitis.
" 23 " " " Thapsus.
" 24 " " " thapsiforme.
" 25 " " Conyza squarrosa.
" 26 " " Teucrium Scorodonia.
" 27 " " Piper angustifol.
" 28 Blattspitzen von Conium maculat.
" 29 " " Aethusa Cynapium.
" 30 " " Cicuta virosa.
" 31 " " Anthriscus sylvestr.
" 32 " " Chaerophyll. bulbos.
" 33 " " " temulum.
" 34 Blattzähne von Thea Bohea.
" 35 " " Epilobium angustifol.
" 36 " " Salix alba.

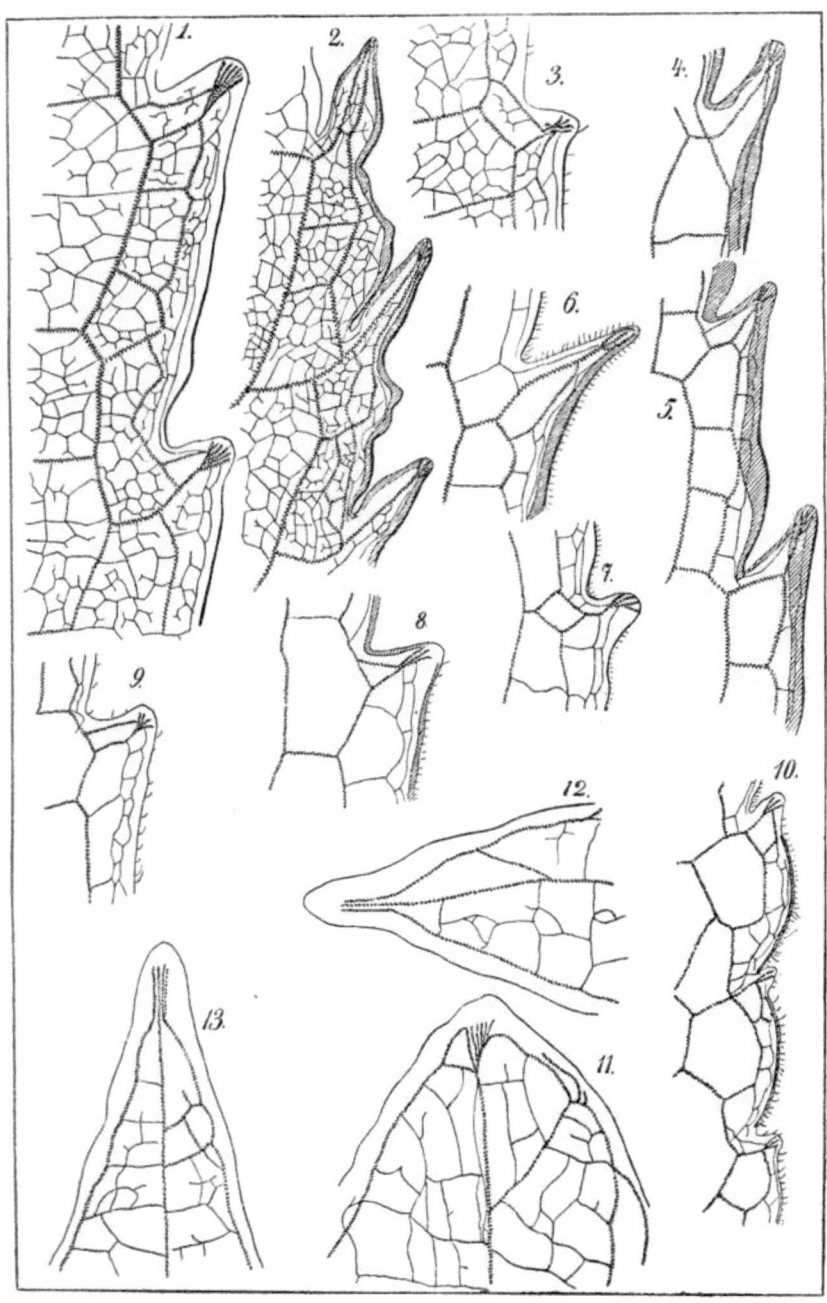

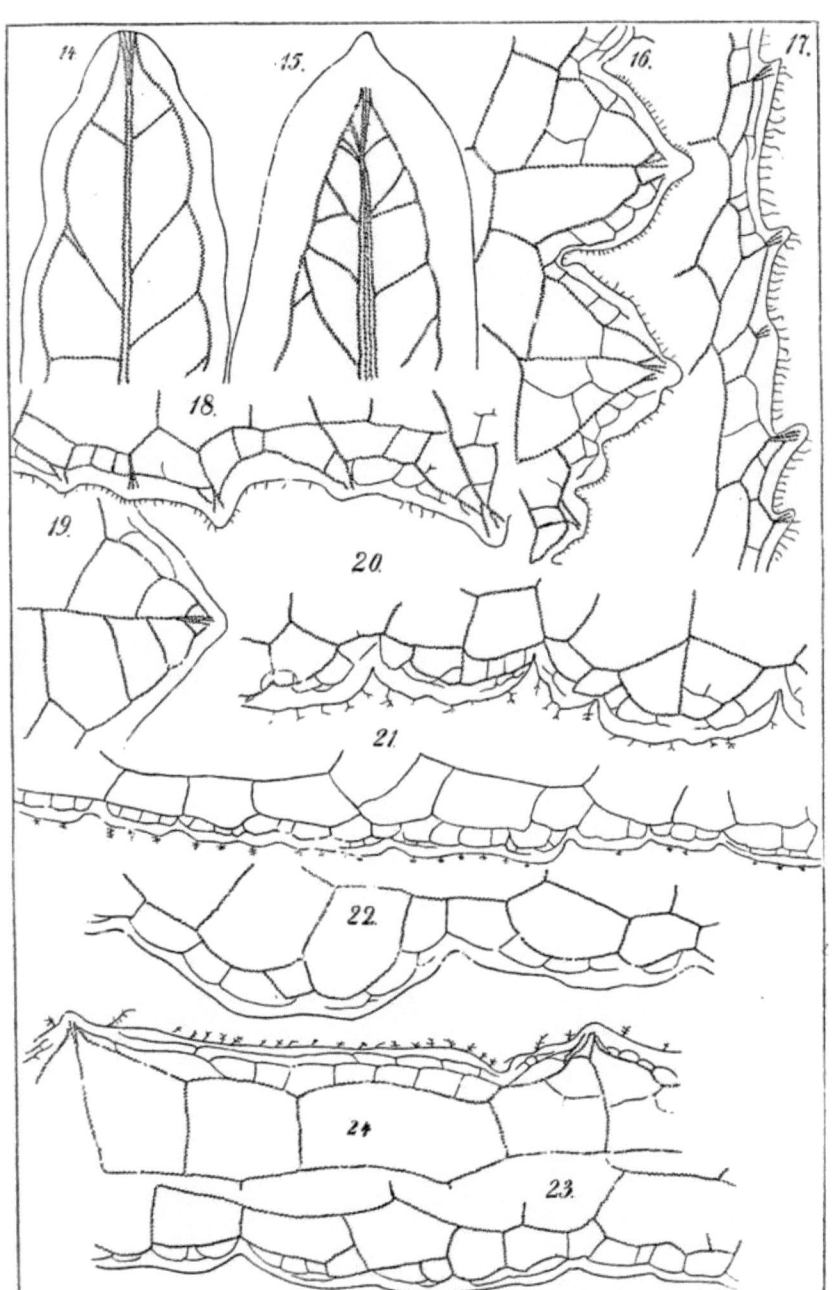

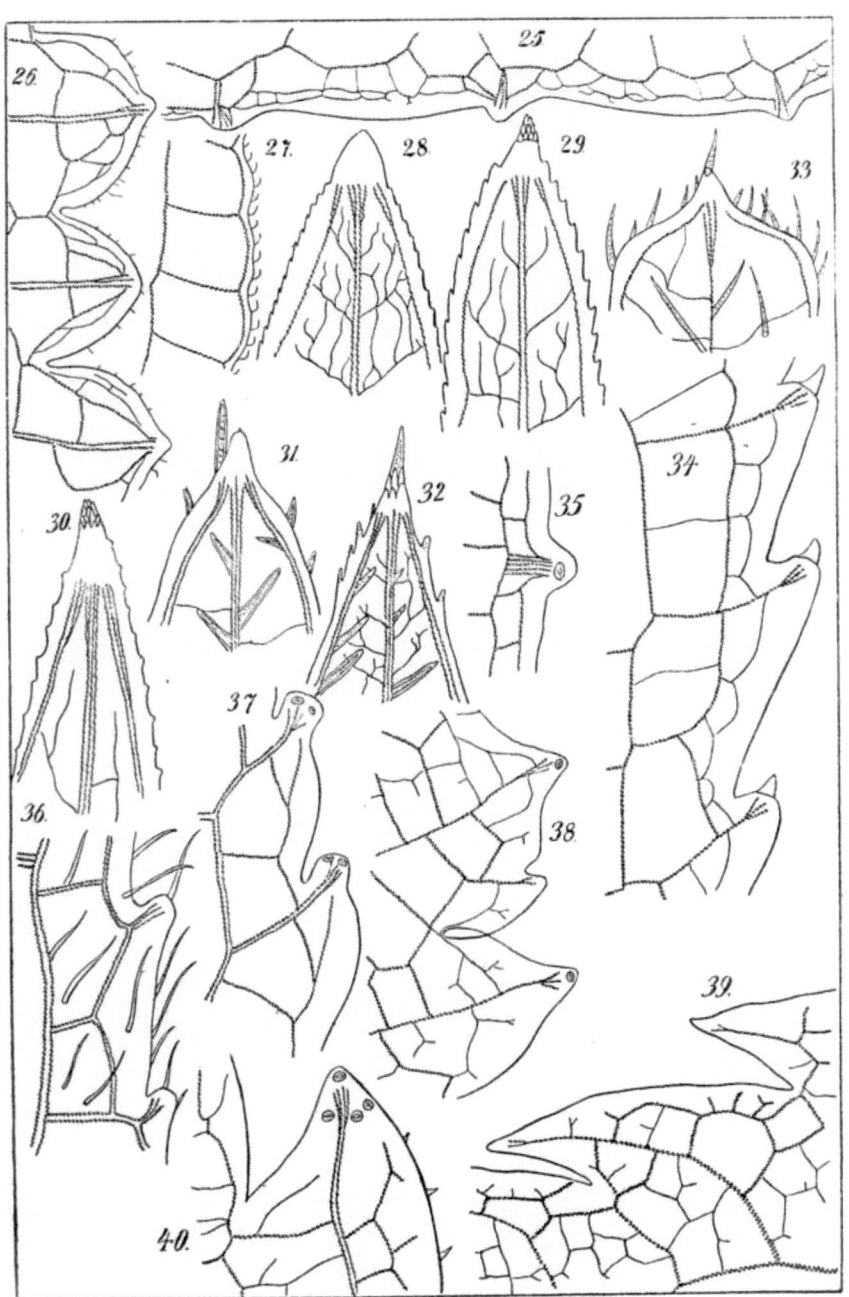

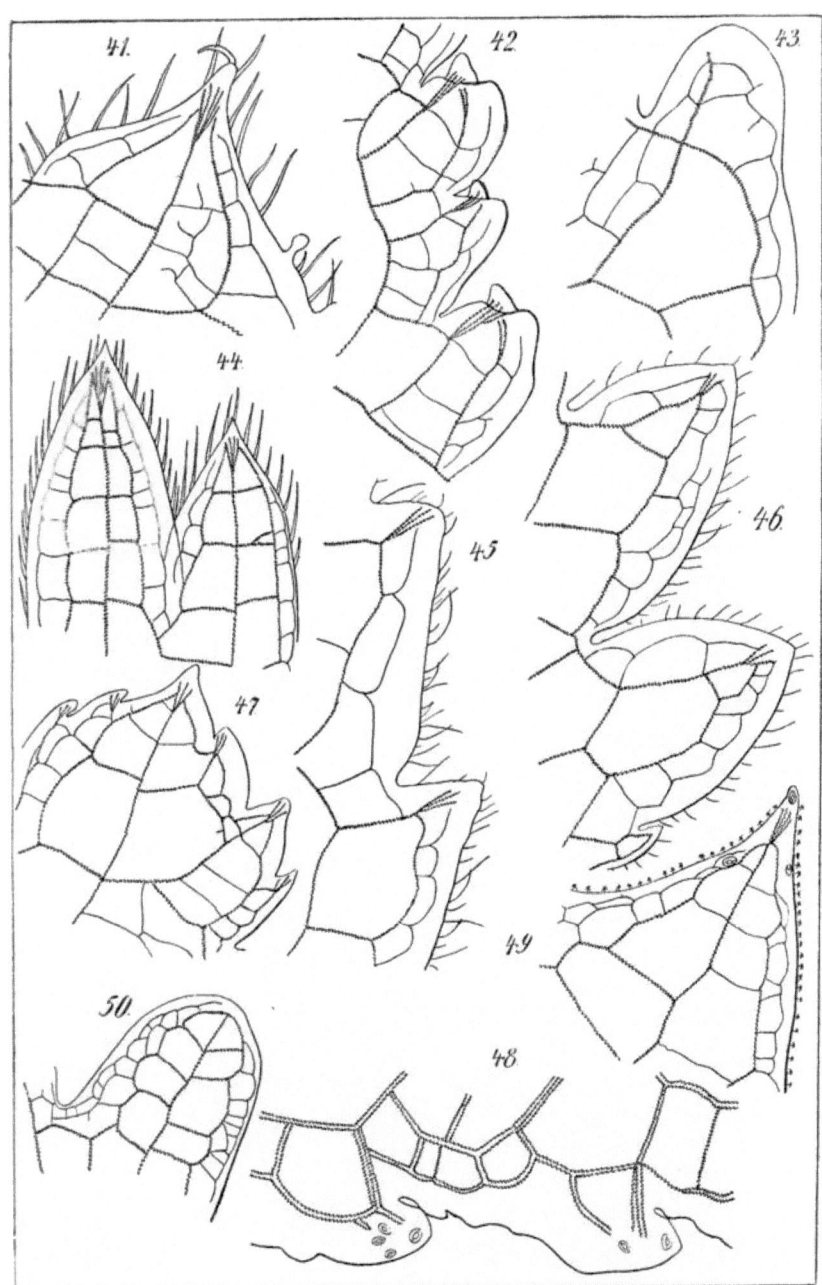

Fig. 37 Blattzähne von Salix pentandra.
„ 38 „ „ Ulmus campestris.
„ 39 „ „ Prunus spinosa.
„ 40 „ „ Sambucus nigra.
„ 41 „ „ Rosa centifolia.
„ 42 „ „ Prunus Cerasus.
„ 43 „ „ Fraxinus Ornus.
„ 44 „ „ Fragaria vesca.
„ 45 „ „ Veronica offic.
„ 46 „ „ „ chamaedrys.
„ 47 „ „ Crataegus oxyacantha.
„ 48 „ „ Populus nigra.
„ 49 „ „ Platanus orientalis.
„ 50 Blattlappen von Quercus pedunculata.